JN100769

抗血栓療法患者の
抜歯に関するガイドライン

2020年版

一般社団法人 日本有病者歯科医療学会
公益社団法人 日本口腔外科学会
一般社団法人 日本老年歯科医学会／編

学術社

　早いもので，「科学的根拠に基づく抗血栓療法患者の抜歯に関するガイドライン 2010」が上梓されてから，2回目の改訂を迎えました．ご承知のとおり，本ガイドラインは超高齢社会の到来による循環器疾患の増加と，それに伴う循環器疾患患者の歯科受診の増加に適切に対応することがそのスタートでした．当時，抗血栓療法患者の抜歯に際し「服薬を継続するか，一時中断するか」は，医科・歯科における共通の課題でしたが，これを機に医科歯科連携が図られ一定のコンセンサスが得られたことは，小職にとりまして今も忘れることができません．

　幸いにも，本ガイドラインは歯科関係者のみならず医科の先生からも高い評価を受け，2013 年には㈶日本医療機能評価機構医療情報サービス事業（Minds）の評価・選定を得て，診療ガイドラインとして社会的にも一定の評価を得ることができました．2015 年には新薬の開発等もあり改訂版を出版しましたが，時代に即した情報と適切な評価を実地臨床現場に届ける責務があることより，今回は 2015 年改訂版が上梓された直後より準備を開始し，先生方の大変なご努力のもと完成に至りました．

　今回のガイドライン改訂に際し，特記すべきことは「GRADE（Grading of Recommendations Assessment, Development and Evaluation）システム」という比較的新しいシステムにより作成されたことです．MINDS システムでは，論文のエビデンスレベルに基づき，推奨の強さを記載するものでしたが，GRADE システムの特徴は推奨の強さをエビデンスレベルだけではなく，価値観や好み，医療資源などを考慮して判定するもので，より臨床に即した診療方針を推奨できるとされています．しかしながら，これまでとは異なった経験のため，作業に当たり多くの壁を乗り越える必要がありました．また，エビデンスレベルの高い論文が少ないことも相俟って，「Grade アプローチによる推奨」における表現がややわかり難く誤解を招くという意見があったことより，「本ガイドライン統括委員会の見解」を付記した次第です．

　いずれにしましても，本改訂版は最新の情報を網羅した内容であり，日々臨床の第一線でご活躍されておられる医師・歯科医師の先生方にとり安全管理を実践する一助となるものと確信しております．なお，内容等につきましてお気付きの点等がありましたら，忌憚のないご意見をお寄せいただきますようお願いいたします．

　終わりに当たり，これまで「ガイドライン 2020 年版」の作成にご尽力いただきました抗血栓療法ガイドライン推進選定部会委員会委員長　川又　均先生ならび抗血栓療法ガイドライン改訂ワーキンググループ委員長　栗田　浩先生をはじめ関係されたすべての皆様に厚くお礼申し上げます．

　2020 年 2 月吉日

(一社)日本有病者歯科医療学会

理事長　今　井　　裕

発刊のご挨拶

　抗血栓療法患者の抜歯に関するガイドラインが5年ぶりに改訂されました．2010年に初版が出版され，2015年に一度目の改訂がなされ，今回で二度目の改訂ということになります．初版から本ガイドラインの生みの親であり，育ての親である今井　裕理事長の強力なリーダーシップの賜物と思います．この5年間で抗血栓療法を取り巻く環境も随分変化していると思います．さらに，ガイドライン作成の技法も日々改訂されております．それらを踏襲しながらも，診療ガイドラインは，より臨床に則した解釈と具体的な記述が求められます．さらに，抗血栓療法中の患者の抜歯等の口腔内小手術に関する研究においては，大規模なRCTを行うことが困難な状況であり，質の高い論文がほとんどないのが現状です．抜歯という外科手術はサイエンスをベースにしたアートであり，アウトカムが術者の知識・技術に大きく依存するという点が，標準治療やガイドラインを作成するときの障害となります．内科的な疾患に対する新しい薬剤の効果を調べる大規模試験とは異なり，外科的治療に対する臨床試験は施行そのものが難しく，解釈も困難になります．従って，それらを基にした外科療法に対するガイドライン作成はもっと難しい，ということになります．

　このような状況の中で，素晴らしい改訂作業を行っていただきましたワーキンググループの先生方，相談役の先生方には敬意を表します．特に，委員長の栗田　浩先生におかれましては，ワーキンググループ内での意見，患者や国民の意見，抗血栓療法を施行している内科の先生方の意見，本ガイドラインの想定利用者の意見，さらには最終局面まで面倒なことを発信し続けた選定部会の意見をうまく咀嚼し，本質を見失わず，それぞれの立場の方へのベネフィットが最大になるような，素晴らしい編集をしていただけたと思います．

　今回の抗血栓療法ガイドライン改訂選定部会のメンバーには，初版，第一回改訂版を作成した時の実務メンバーが選出されており，生み出した我が子が思春期に差し掛かるころに，新たな教育を受けている，というような複雑な心境で関わらせていただきました．このガイドラインを利用していただく皆様におかれましては，推奨の部分だけではなく，その解説の部分も良く読んでいただき，目先の局所出血のみではなく，重篤な血栓・塞栓症の発症，重篤な致死的な出血イベントも想定していただきたいと思います．そしてこのガイドラインが，患者の真の安全を担保したうえで，患者にも，国民にも，歯科医療従事者にも，処方内科医にも，安心を与えられるような治療を提供する助けになればと思います．

2020年2月吉日

抗血栓療法ガイドライン改訂選定部会

委員長　川　又　　均

目　次

○抗血栓療法

抗血栓薬には，血管が閉塞されないように血栓の形成を抑える抗凝固薬と抗血小板薬の他に，形成された血栓を溶解する血栓溶解薬があり，抗血栓療法は，血栓形成抑制を目的とした抗凝固ならびに抗血小板薬療法，血栓除去を目的とした血栓溶解療法に大別される．

○血栓・塞栓症

血栓とは血管内において形成される凝血塊をいう．塞栓症とは血液の流れに乗って運ばれてきた異物（塞栓子）が血管をふさぐことをいう．血栓がはがれて血管内の別の場所に移動して血管をふさぐことを血栓・塞栓症という．血栓ができた末梢の部位で虚血や梗塞が引き起こされる．

動脈血栓症：脳梗塞，心筋梗塞，末梢動脈血栓症など

静脈血栓症：深部静脈血栓症，肺血栓塞栓症

○抜歯の定義

普通抜歯：粘膜骨膜弁を剥離翻転することなく，歯槽骨の削除も必要なく，抜歯できた処置．欧米の論文で simple extraction, non-surgical extraction にあたる．

難 抜 歯：粘膜骨膜弁を剥離，翻転し歯槽骨を削除し，抜歯した処置．欧米の論文で surgical tooth extraction, complex procedures, third molar surgery にあたる．

＊埋伏智歯の抜歯も基本的には難抜歯に含まれるが，術後に起こる合併症が重篤になる場合があり，別項目として議論した．

○PT-INR（Prothrombin Time-International Normalized Ratio）

PT-INR＝（ワルファリン服用患者血漿の PT ［秒］/健常者血漿の PT［秒］)[ISI]

プロトロンビン時間（Prothrombin Time: PT）は，PT を測定するトロンボプラスチン試薬によって敏感度が大きく異なり，施設間で比較ができない．そのため，試薬間でのばらつきの問題を解決し，異なる施設間でも比較できるようにと 1984 年に国際血液学標準化委員会，国際血栓止血学会議の合同委員会が PT の測定には International Normalized Ratio（INR）を用いることを提唱した．PT 比は，患者血漿の秒数を健常者の秒数で除したものである．これを ISI（International Sensitivity Index: 国際感度指数）で乗したものが PT-INR で，単に INR ともいう．

○出血の定義

術中出血：手術中の出血

術後出血：止血処置（30 分の圧迫止血を含む局所止血）が終了した後に再度出血したもの．遅発性出血は，抜歯のおおむね数日後（a few days）に出血したもの

○重篤な出血性合併症の定義

ヘモグロビンが 2g/dl 以上低下する出血，入院処置が必要な出血，もしくは輸血を要する出血．抜歯部位などからの局所出血やその他の全身性出血（頭蓋内，腹腔，消化管出血など）を含む

○未分画ヘパリン，低分子ヘパリン

未分画ヘパリンは分子量 5,000〜20,000 の異なった分子量の物質の集合体である．未分画ヘパリン自体は抗凝固活性を示さず，血漿中の生理的凝固阻止因子であるアンチトロンビンⅢ（ATⅢ）を介して血液凝固系を抑制する．未分画ヘパリンの投与法には静注法と皮下注法があり，モニタリングとして活性化部分トロンボプラスチン時間（APTT）を測定して，健常者コントロールの 1.5〜2.5 倍になるように量を調整するのが一般的である．

　低分子ヘパリンは未分画ヘパリンの出血性副作用低減のため開発された薬剤である．低分子ヘパリンは均一な分子量5,000前後の物質で，第X因子（Xa）あるいはカリクレインに対して阻害作用をもつ．Xa活性からみた半減期も未分画ヘパリンに比べて2〜3倍長く，皮下注投与での吸収率は非常に高く，活性持続時間は16時間前後とされ，欧米では低分子ヘパリンが血栓症の治療および予防薬として使用されている．

○ヘパリンブリッジング

　大出血が予測される手術でかつ血栓性リスクが高くワルファリンを中断できない場合にはヘパリン療法に切り替える必要がある．「循環器疾患における抗凝固・抗血小板療法に関するガイドライン」では，大手術の場合，手術の3〜5日前までにワルファリンを中止し，半減期の短い未分画ヘパリンに変更して，APTTが正常対照値の1.5〜2.5倍に延長するように投与量を調整する．手術の4〜6時間前から未分画ヘパリンを中止するか，手術直前にプロタミン硫酸塩で未分画ヘパリンの効果を中和し，手術を行う．手術終了後は可及的速やかにワルファ

リンを再開し，PT-INR値が適正範囲に回復するまでヘパリン投与を継続する．機械弁や僧帽弁狭窄症などの血栓・塞栓症のリスクの高い症例では上記のように十分なヘパリンで置換することが多いが，血栓・塞栓症のリスクがそれらほど高くない非弁膜症性心房細動では低用量ヘパリン（1万単位/日）療法が行われることも多い．欧米では低分子ヘパリンを用いてブリッジを行うが，非弁膜症性心房細動で実践すると，血栓・塞栓症予防効果よりも出血性合併症を助長するとの指摘もある[1]．

GRADE：Grading of Recommendations Assessment, Development and Evaluation
SR：システマティックレビュー
DOAC：直接経口抗凝固薬
CQ：クリニカルクエスチョン
KQ：キークエスチョン（抱括的疑問）

参考文献

1. Douketis JD, Spyropoulos AC, Kaatz S, Becker RC, Caprini JA, et al.: Perioperative Bridging Anticoagulation in Patients with Atrial Fibrillation. N Engl J Med. 2015; 373: 823-333.

● 現在使用されている抗血栓薬（抜粋＊）

当院採用薬の術前休止期間の目安 −出血リスクのある経口薬−

2019年12月 改訂版

分類		医薬品名	成分名	製剤写真	半減期（時間）	血小板阻害	休薬期間
抗凝固薬	直接経口抗凝固薬（DOAC）	ワーファリン錠0.5mg・1mg・5mg	ワルファリンカリウム		36.3	−	5日
		ワルファリンK細粒0.2%（2mg/g）					
		プラザキサカプセル75mg・110mg	ダビガトランエテキシラートメタンスルホン酸塩		11.8	可逆的	Ccr＞50 … 1〜2日 30≦Ccr≦50 … 3〜5日 Ccr：クレアチニンクリアランス（mL/min）
		イグザレルト錠10mg・15mg	リバーロキサバン		5.7〜8.7	−	24時間
		エリキュース錠2.5mg・5mg	アピキサバン		6.1〜8.1	−	24〜48時間（出血リスクにより異なる）
		リクシアナOD錠30mg・60mg	エドキサバントシル酸塩		4.9	−	24時間
抗血小板薬		エフィエント錠3.75mg	プラスグレル塩酸塩		0.9	不可逆的	14日以上
		エフィエントOD錠20mg					
		ブリリンタ錠60mg	チカグレロル		8.7	可逆的	5日以上
		クロピドグレル錠75mg「SANIK」（先発:プラビックス）	クロピドグレル硫酸塩		約6.9	不可逆的	14日以上
		コンプラビン配合錠（院外）	クロピドグレル硫酸塩アスピリン		配合剤	不可逆的	14日以上
		パナルジン錠100mg	チクロピジン塩酸塩		1.6	不可逆的	10〜14日
		バイアスピリン錠100mg	アスピリン		2〜5	不可逆的	7〜10日
		アスピリン（原末）					
		タケルダ配合錠					
		エパデールS900mg	イコサペント酸エチル（EPA）		データなし	不可逆的	7〜10日
		ロトリガ粒状カプセル2g	オメガ−3脂肪酸エチル		データなし	不可逆的	7〜10日
		シロスタゾールOD錠50mg「サワイ」（先発:プレタール）	シロスタゾール		18.0（β相）	可逆的	2〜4日
		アンプラーグ錠100mg	サルポグレラート塩酸塩		0.69	可逆的	1〜2日
		リマプロストアルファデクス錠5μg「日医工」（先発:オパルモン）	リマプロストアルファデクス		データなし	可逆的	1〜2日
抗狭心症薬		ドルナー錠20μg	ベラプロストナトリウム		1.11	可逆的	1〜2日
		ペルサンチン錠25mg	ジピリダモール		24.6分（20mg, IV）	可逆的	1〜2日
		ペルサンチン−Lカプセル150mg（院外）					
		ジピリダモール散12.5%「JG」					
循環改善薬		ケタスカプセル10mg	イブジラスト		4.0	可逆的	3日
		サアミオン錠5mg	ニセルゴリン		データなし	可逆的	2日
		セロクラール錠20mg	イフェンプロジル酒石酸塩		データなし	可逆的	2日

東京歯科大学市川総合病院　医薬品情報管理室

＊東京歯科大学市川総合病院で採用されている薬剤のみ
　東京歯科大学市川総合病院　臨床薬学科・薬剤部　門田佳子先生　提供

I. はじめに

1.

ガイドライン作成の経過

　抗血栓療法患者における歯科治療—特に観血的処置に対する安全な医療—については，古くから議論されていた．2004 年日本循環器学会から「抗凝固・抗血小板療法のガイドライン」が出され，抜歯時の対応として，抗血栓薬の内服継続下での施行が推奨された．その一方で，当時わが国では抗血栓療法を中止・減量することが習慣化されており，医師と歯科医師の間においてもこの問題に対する認識の乖離（倉科ら：日有病誌，2006，矢郷ら：呼と循，2006）がみられていた．これを受け，㈳日本有病者歯科医療学会が中心となり，㈳日本口腔外科学会，㈳日本老年歯科医学会の 3 学会で抗血栓療法患者における普通抜歯に対するガイドラインの作成が企図され，2008 年日本有病者歯科医療学会（理事長：白川正順）に「ガイドライン推進選定部会（委員長：扇内秀樹）」が設立され，さらに「抗血栓療法ガイドライン推進選定部会（委員長：今井　裕）ならびに抗血栓療法ガイドライン推進ワーキンググループ（グループ長：矢郷　香）」が設置された．そして，MINDS 診療ガイドライン作成の手引き 2007 に沿ってガイドラインの策定が進められ，2010 年に上記 3 学会合同で「科学的根拠に基づく抗血栓療法患者の抜歯に関するガイドライン 2010 年版」を上梓した．本ガイドラインは多くの医療従事者に活用され，日本医療機能評価機構の EBM 医療情報事業（Medical Information Network Distribution Service: Minds）の Website に 2013 年 9 月から掲載され多くの医療者に活用された．

　その後，多くの新しいデータが出される一方，直接経口抗凝固薬（直接トロンビン阻害薬：ダビガトラン，第 Xa 因子阻害薬：リバーロキサバン，アピキサバン，エドキサバン）が販売された．さらに，ガイドラインの作成方法も多くの方法が発表され，Minds は国際的に多く採用されている Grading of Recommendations, Assessment, Development and Evaluation（GRADE）システムを検討しつつ，わが国の医療にとって最も適切な診療ガイドラインのあり方とその作成方法を提案した．このような変化に対応する形で，日本有病者歯科医療学会（理事長：今井　裕）に，本ガイドラインの改訂を行うべく抗血栓療法ガイドライン改訂選定部会（委員長：矢郷　香）および抗血栓療法ガイドライン改訂ワーキンググループ（委員長：川又　均）が編成され，改訂作業が進められた．2010 年版の Clinical question（CQ）は新たな論文に基づいた推奨と記述の変更を行い，新規抗凝固薬と新規抗血小板薬に係る新規の CQ を Minds 2014 年版で推奨を作成する形で，2015 年に「科学的根拠に基づく抗血栓療法患者の抜歯に関するガイドライン 2015 年改訂版」が上梓され，多くの医療者に活用いただいた．

　2015 年版が出される頃には，通常の抜歯等では抗血栓薬の休薬なしに抜歯が行われるようになり，本ガイドラインは一定の成果を上げていると思われる．しかしながら，医療はすさまじい勢いで変化を遂げており，ガイドラインも up to date に対応していく必要がある．また，2015 年版では一部の CQ を GRADE アプローチにより推奨の作成を行ったが，旧 CQ 部分は旧作成方法によってつくられたままであった．そこで，2020 年を目標とした改訂は全て GRADE アプローチに従って作成を行うこととなった．そのため，2015 年版の上梓まもなく，改訂版の作成を目指して日本有病者歯科医療学会（理事長：今井　裕）に，抗血栓療法ガイドライン改訂選定部会（委員長：川又　均）および抗血栓療法ガイドライン改訂ワーキンググループ（委員長：栗田　浩）が編成された．医療の複雑化，それに対応したガイドラインの細分化，また，医療に関する情報の氾濫等がある中で，わかりやすく，最新の情報に沿ったガイドラインとなるべく，改訂作業が進められ，いま「抗血栓療法患者の抜歯に関するガイドライン 2020 年版」が完成した．今後も，最新かつエビデンスの高い情報を取り入れ，本ガイドラインの使用者および患者のニーズに則する形でガイドラインの改訂を進めていく予定である．

2.

本ガイドラインの特徴

　2015 年に改訂を行った本ガイドラインでは，2010 年版のガイドラインに新たに 4 つの CQ を加えて合計 26 の CQ によって構成されていた．医療の複雑化に伴い，多くの CQ が求められてくる反面，ガイドラインの使用者にとって複雑で，実際の臨床の現場でいくつもの CQ を総合的に判断する必要があった．また，CQ のみが一人歩きして，断片的に理解されたまま臨床で用いられることによる，誤解や弊害も生まれていた．そこで今回のガイドラインでは，抗血栓療法に関する基本的な理解を共有した上で，科学的な方法で得られたエビデンスを組み込んでいくものとした．具体的には，教科書的な内容に，GRADE アプローチによる最新のエビデンスのシステマティックレビュー（SR）と複数の治療選択肢の利益と害の評価に基づいた推奨を組み合わせることにより，利用者にとって理解しやすく，かつ，エビデンスに基づいたガイドラインとなるように努めた．しかしながら，本ガイドライン作成に関して利用しうるエビデンスは少なく，また，質の低いものが多かった．そのため，GRADE アプローチにより得られる根拠に基づく推奨は，ごく一部の内容に限られている．そのため，本ガイドラインでは「**GRADE アプローチで得られた推奨**」を示すとともに，その隙間にある臨床的な疑問には，2010 および 2015 年版を引用する等で解説を加えた．「**本ガイドライン合同作成委員会の見解**」を併せて示している．

3.

ガイドラインの対象患者・利用者

　本ガイドラインの対象患者は，わが国で抗血栓療法を受けており，抜歯が必要であると診断された患者（主に日本人）に設定した．本ガイドラインではそれらの患者の抜歯処置を担当する一般歯科開業医，二次医療機関や大学付属病院等の歯科および歯科口腔外科等に勤務する歯科および歯科口腔外科医と医療従事者（看護師，歯科衛生士，歯科助手等）を主な利用者と設定している．さらには抗血栓療法を施行している医師，また，口腔健康および機能管理の普及から，各科に勤務する看護師等の医療従事者も利用することを想定している．

4.

作成主体

一般社団法人　日本有病者歯科医療学会
　理事長　今井　裕
　事務局：〒115-0055　東京都北区赤羽西
　　　　　6-31-5
　　　　　㈱学術社内
　TEL：03-5924-3621　　FAX：03-5924-3622

公益社団法人　日本口腔外科学会
　理事長　鄭　漢忠
　事務局：〒108-0014　東京都港区芝
　　　　　5-27-1　三田 SS ビル 3F
　TEL：03-5422-7731　　FAX：03-6381-7471

一般社団法人　日本老年歯科医学会
　理事長　水口　俊介
　事務局：〒170-0003　東京都豊島区駒込
　　　　　1-43-9
　　　　　駒込 TS ビル（一財）口腔保健協会内
　　　　　一般社団法人日本老年歯科医学会
　TEL：03-3947-8891　　FAX：03-3947-8341

5.

作成組織（所属は本ガイドライン作成当時）

日本有病者歯科医療学会
2020 年版診療ガイドライン作成合同委員会
抗血栓療法ガイドライン推進選定部会委員会
（統括委員会）
委員長
川又　均　獨協医科大学医学部口腔外科学講座
副委員長
森本　佳成　神奈川歯科大学大学院歯学研究科
　全身管理医歯学講座
安藤　智博　東京女子医科大学医学部歯科口腔
　外科
大泰司　正嗣　日野市立病院歯科口腔外科

吉川　博政　国立病院機構九州医療センター歯科口腔外科，口腔腫瘍・口腔ケアセンター

抗血栓療法ガイドライン改訂ワーキンググループ（パネリスト）
グループ長
栗田　浩　信州大学医学部歯科口腔外科学教室
副グループ長
岩渕　博史　神奈川歯科大学顎顔面機能再建学講座顎顔面外科学分野

足達　淑子　東京医科歯科大学歯学部附属病院歯科衛生保健部【日本歯科衛生学会推薦】

五十嵐　隆　信州大学医学部附属病院臨床研究支援センター【薬剤師，患者代表】

片倉　朗　東京歯科大学口腔病態外科学講座

川杉　和夫　帝京大学医療技術学部　学部長【日本医学会推薦（日本血栓止血学会）】

田中　彰　日本歯科大学新潟生命歯学部口腔外科学講座

近津　大地　東京医科大学口腔外科学分野

津嶋　映美　国際医療福祉大学三田病院【看護師】

矢坂　正弘　国立病院機構九州医療センター脳血管・神経内科

システマティックレビューチーム（SRチーム）
チームリーダー
佐藤　一道　東京歯科大学オーラルメディシン・口腔外科学講座

冨原　圭　富山大学医学部歯科口腔外科

長谷川　巧実　神戸大学医学部歯科口腔外科

柳本　惣市　長崎大学大学院医歯薬学総合研究科展開医療科学講座口腔腫瘍治療学分野

山田　慎一　信州大学医学部歯科口腔外科学教室

相談役
宮田　勝　石川県立中央病院歯科口腔外科

矢郷　香　国際医療福祉大学三田病院歯科口腔外科

湯浅　秀道　独立行政法人国立病院機構豊橋医療センター歯科口腔外科

外部評価委員
小川　聡　国際医療福祉大学三田病院　名誉院長

髙橋　尚彦　大分大学医学部循環器内科・臨床検査診断学講座

長尾　毅彦　日本医科大学多摩永山病院脳神経内科

横山　敏秀　（公社）日本口腔外科学会顧問弁護士

丸山　高人　（一社）日本歯科専門医機構顧問弁護士

6.
作成方針および方法

　本ガイドラインは，過去に作成した「科学的根拠に基づく抗血栓療法患者の抜歯に関するガイドライン」2010年版，2015年改訂版を元に，最新の診療ガイドライン作成方法であるGrading of Recommendations, Assessment, Development and Evaluation（GRADE）ワーキンググループによって開発されたGRADEアプローチに従って作成することとした．その結果は「Ⅳ．GRADEアプローチによる推奨とその根拠」に示している．しかしながら，本ガイドライン作成に関して利用しうるエビデンスは少なく，また，質の低いものが多かった．そのため，GRADEアプローチにより得られる根拠に基づく推奨は，ごく一部の内容に限られた．そのため，本ガイドラインではGRADEアプローチで得られた推奨を基本とし，その隙間にある臨床的な疑問には，2010および2015年版を引用する等で解説を加え，「本ガイドライン合同作成委員会の見解」を併せて示すこととした．

　GRADEアプローチで検討した包括的疑問（KQ）とシステマティックレビュー（SR）は，最終的に以下のごとくである．

KQ1 抗血栓薬の服用患者において，薬剤を休薬に対して，薬剤を継続のまま抜歯が良いか

SR1: 抗血小板薬投与患者

  SR1.1. 単剤⇒SR1.1.1. 抗血小板薬,

  SR1.1.2. プラスグレルまたはチカグレロル

  SR1.2. 複数剤⇒SR1.2.1. 抗血小板薬,

  SR1.2.2. 抗血小板薬とプラスグレルまたは
チカグレロル

  SR1.3. 他の抗血栓薬を併用している

  SR4: 短期間休薬した場合, 血栓・塞栓の発
生率が増えるか⇒SR4.1. 抗血小板薬投与患
者

SR2: 抗凝固薬投与患者

  SR2.1. 単剤⇒SR2.1.1. ワルファリン,

  SR2.1.2. DOAC

  SR2.3. 他の抗血栓薬を併用している

  SR4: 短期間休薬した場合, 血栓・塞栓の発
生率が増えるか⇒SR4.2. 抗凝固薬投与患者

KQ2: 術後の止血処置によって, 休薬の有無が
異なるか（どのような止血処置が簡便で有用
か？）

SR3: 抗血栓療法患者の継続下の抜歯

  SR3.1. 局所止血法を行わないのに比較して,
行うことが有用か？

(1)推奨の程度とエビデンスの確実性

■推奨の強さ

  「1」: 強く推奨する

  「2」: 弱く推奨する（提案する）

■エビデンスの確実性

  A（高）: 効果の推定値に強く確信がある

  B（中）: 効果の推定値に中程度の確信がある

  C（低）: 効果の推定値に対する確信は限定的
        である

  D（非常に低）: 効果の推定値がほとんど確信
          できない

＊推奨の程度は4段階で, 連続している.

  推奨に明確なグレード付けを行うことのメ
リットはデメリットを上回ると判断している.
すなわち, 推奨の強さを2つに分類することに
は, 患者, 臨床家, 政策決定者に明確な方向性
を提示できるメリットがある.

注意：下図の高さは, 推奨の強さをイメージ
するものではない.

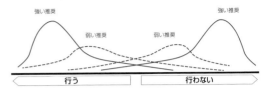

参考文献

- 山口直人, 吉田雅博, 編集. Minds 診療ガイ
ドライン作成マニュアル. Ver.1.0. 公益財団
法人日本医療機能評価機構 EBM 医療情報部.
2014.
- 小島原典子, 中山健夫, 森實敏夫, 山口直人,
吉田雅博, 編集. Minds 診療ガイドライン作
成マニュアル 2017. 公益財団法人日本医療機
能評価機構 EBM 医療情報部. 2017.
- Noriko Kojimahara, Takeo Nakayama, Toshio
Morizane, Naohito Yamaguchi and Masahiro
Yoshida eds. Minds Manual for Guideline De-
velopment 2017. Tokyo: Japan Council for
Quality Health Care. 2017.

7.

利益相反

  本ガイドライン作成にかかわる『抗血栓療法
ガイドライン選定部会委員会』,『抗血栓療法ガ
イドライン改訂ワーキンググループ』,『システ
マティックレビューチーム』あるいは『相談
役』のメンバー, さらには外部評価委員のメン
バーには利益相反（conflict of interest: COI）
を文書にて提出していただいた. その結果, 全
員に利益相反がないことを確認した.

8.

ガイドライン作成資金

  本ガイドラインは一般社団法人日本有病者歯
科医療学会の経費で作成された.

9.

免責事項

  本診療ガイドラインは一般社団法人日本有病
者歯科医療学会が主体となって作成された診療
ガイドラインである. 本学会は, 本診療ガイド

ラインの利用に関して，使用者もしくは第三者に生じた，あらゆる損害および損失について，一切責任は負わない．使用者は自らの責任において本診療ガイドラインを利用するものとする．

10. パブリックコメント

パブリックコメントは，一般社団法人日本有病者歯科医療学会のホームページから 2020 年版を閲覧できるようにして求めた．寄せられた意見はガイドライン改訂ワーキンググループで検討し，修正必要かつ可能と判断された点については，最終原稿に反映した．

11. 外部評価について

本ガイドラインの作成過程，および，妥当性，有用性，臨床現場での適用可能性等に関して客観的に評価するために，5 名の外部の評価委員（医師 3 名，弁護士 2 名）による外部評価を行った．評価は診療ガイドラインを評価するツールとして世界的に用いられている AGREE II（Appraisal of Guidelines for Research and Evaluation II）を用いて行った．その結果，いずれの評価委員からも概ね高い評価を受け，本診療ガイドラインの使用を「推奨する」あるいは「条件付きで推奨する」と評価された．なお，外部評価で寄せられた細かな指摘事項に関しては，ガイドライン改訂ワーキンググループで検討し，修正必要かつ可能と判断された点については，最終原稿に反映した．外部評価の詳細に関しては，V.附録に掲載した．

Ⅱ. 総　論

　わが国では超高齢社会および生活習慣病の増加等に伴い血栓性疾患が増加している．この血栓性疾患の治療や予防に抗血栓薬が広く用いられている．本ガイドラインでは先ず，抗血栓療法について概説するとともに，抜歯における止血について述べる．

1. 抗血栓薬
2. 抗血栓療法
3. 歯科処置と出血リスク
4. 抜歯部の止血処置（特に抗血栓療法患者において）

1.

抗血栓薬

すでにわが国は超高齢社会の時代を迎えており，さらに生活習慣病の増加やライフスタイルの変化なども加わってアテローム血栓症や心房細動に伴う心原性脳塞栓症，あるいは静脈血栓・塞栓症などの様々な血栓性疾患が急増している．

この血栓性疾患の治療や予防に使用されるのが抗血栓薬である．すなわち，抗血栓薬には血管が閉塞されないように血栓の形成を抑える抗血小板薬（アスピリン，チエノピリジン誘導体等）や抗凝固薬（ワルファリン，直接経口抗凝固薬；DOAC，未分画ヘパリン等）の他に，形成された血栓を溶解する血栓溶解薬（ウロキナーゼ，組織プラスミノーゲンアクチベータ製剤）が含まれる（**表1**）．

⑴　抗血小板薬

血小板は動脈系の血栓形成に重要な役割を果たしており，抗血小板薬は主として動脈血栓症

（脳梗塞，心筋梗塞，末梢動脈血栓症など）の治療や予防に使用され，これまでに多くの抗血小板薬が開発されてきた（**表1**）．主な抗血小板薬の作用機序は以下の通りである．

アセチルサルチル酸（アスピリン）は血小板内でシクロオキシゲナーゼ（COX）を不可逆的に阻害することでトロンボキサン A2 の産生を抑制して抗血小板作用を発揮する薬剤で，現在最も広く使用されている．チクロピジン塩酸塩，クロピドグレル硫酸塩，プラスグレルはチエノピリジン系の抗血小板薬である．チエノピリジン系の抗血小板薬はプロドラッグであり，腸管から吸収された後に肝臓のチトクローム P450（CYP）で酸化されて活性代謝物となり，Gi 共役型アデノシン二リン酸（ADP）受容体である $P2Y_{12}$ 受容体を特異的に阻害して血小板凝集能を抑制する．一方，チカグレロルは ADP 受容体阻害薬ではあるが，チエノピリジン系ではなくシクロペンチルトリアゾロピリミジン（CPTP）系の ADP 受容体 $P2Y_{12}$ 阻害薬である．作用発現には代謝活性化を必要とせず，直

Topics 1

抗血小板薬と他の薬剤との相互作用

◇抗血小板薬と抗凝固薬あるいは血栓溶解薬の併用は出血リスクが高まるので，注意が必要となる．また，抗血小板薬を服用中の患者で NSAIDs（Non-Steroidal Anti-inflammatory Drug）が併用される場合があり，注意が必要となる．NSAIDs は抗炎症作用，鎮痛作用，解熱作用を持つ薬剤の総称で，疼痛や発熱，あるいは炎症などの治療に用いられる．一方 NSAIDs は，薬剤によって作用の強弱は違うものの抗血小板作用を持っていることを忘れてはいけない．例えば，クロピドグレル硫酸塩を服用中の患者に抜歯後の鎮痛を目的として NSAIDs を数日間投与した場合，一過性に抗血小板薬を2剤併用したのと同等の効果が出る可能性があり，出血傾向を増強させる場合がある．他の NSAIDs や抗血小板薬の併用でも同様のことが言える．一方，アセトアミノフェンの抗血小板作用は比較的弱いとされ，NSAIDs よりは出血の危険性は低いとされている[1,2]．

◇最近の抗血小板であるチカグレロル（ブリリンタ）およびその主代謝物である AR-C124910XX は CYP3A の基質かつ弱い阻害作用も持つ．また P-糖蛋白の基質でもあり，阻害剤でもある．そのため，CYP3A4 の阻害薬である HIV プロテアーゼ阻害剤（リトナビル等），アゾール系抗真菌薬（イトラコナゾール等），マクロライド系抗菌薬（クラリスロマイシン等），コビシスタット含有製剤（スタリビルド等）は併用禁忌である．CYP3A4 の誘導作用（併用で血中濃度が低下）のあるリファンピシンやフェニトインなどとの併用も禁忌となる．P-糖蛋白阻害薬（血中濃度が上昇）であるシクロスポリンやカルバマゼピン等（血中濃度が上昇）は併用注意となる．

1. Scully C, Wolff A. Oral surgery in anticoagulant therapy. Oral Surg Oral Med Oral Pathol Oral Radiol Endod. 2002; 94: 57-64.

2. Little JW, Miller CS, Henry RG, McIntosh BA. Antithrombotic agents: implications in dentistry. Oral Surg Oral Med Oral Pathol Oral Radiol Endod. 2002; 93: 544-551.

表1 本邦の代表的な抗血栓薬（※用語説明の項も参照）

＜抗血小板薬＞
1. 従来からの抗血小板薬
   アスピリン（バイアスピリン，バファリン81），塩酸チクロピジン（パナルジン，チクロピジン），硫酸クロピドグレル（プラビックス），シロスタゾール（プレタール），ジピリダモール（ペルサンチン，アンギナール），サルポグレラート（アンプラーグ），イコサペント酸エチル（エパデール，ロトリガ），トラピジル（ロコルナール），ベラプロストナトリウム（ドルナー，プロサイリン），リマプロストナトリウム（オパルモン，プロレナール）
2. 最近の抗血小板薬
   プラスグレル（エフィエント），チカグレロル（ブリリンタ）

＜抗凝固薬＞
1. 経口の抗凝同薬
   ビタミンK拮抗薬：ワルファリン（ワーファリン，ワーファリンカリウム）
   直接経口抗凝固薬（DOAC）：
   　抗トロンビン薬：ダビガトラン（プラザキサ）
   　抗Xa薬：リバーロキサバン（イグザレルト），アピキサバン（エリキュース），エドキサバン（リクシアナ）
2. 注射用製剤
   ヘパリン類
   　未分画ヘパリン（ノボ・ヘパリン，カプロシンなど）
   　低分子量ヘパリンおよび類似薬：ダルテパリン（フラグミン，ヘパクロン），エノキサパリン（クレキサン），ダナパロイド（オルガラン）
   合成抗トロンビン薬：アルガトロバン（スロンノン，ノバスタン，アルガトロバン注射液）
   合成Xa阻害薬：フォンダパリヌクス（アリクストラ）

＜血栓溶解剤＞
ウロキナーゼ型プラスミノーゲンアクチベータ（u-PA薬）：ウロキナーゼ
組織型プラスミノーゲンアクチベータ（t-PA薬）：モンテプラーゼ（クリアクター），アルテプラーゼ（グルトパ，アクチバシン）

接血小板作用を阻害する．シロスタゾールはホスホジエステラーゼ3（PDE3）を阻害することによりcyclic AMPの濃度を上昇させ，これによりプロテインキナーゼA（PKA）の活性型が増える結果，血小板の凝集を抑制する．サルポグレラートはセロトニン受容体阻害薬であり，またジピリダモールはcyclic GMPを増強させる抗血小板薬として長年使用されている．

　シロスタゾール，チカグレロル等を例外として通常抗血小板薬の効果は不可逆的で血小板に直接作用し，原理的には血小板の寿命（10日）まで作用は続くと考えられており，休薬する場合には7-10日間の休薬が推奨されている[1]．一方，シロスタゾールの作用は濃度に依存し可逆性であり，通常48時間以内には体外へ排出される[2]．そのため休薬期間は短くて済む．

(2) **抗凝固薬**

　抗凝固薬は凝固因子の作用を抑制して効果を発揮するもので，主として静脈血栓症（深部静脈血栓症，肺血栓塞栓症など）の治療や予防，あるいは心房細動からの脳塞栓症の予防に用いられる．抗凝固薬には，経口の薬剤としてビタミンK（VK）拮抗薬（ワルファリン）とDOAC（direct oral anticoagulant：ダビガトラン，リバーロキサバン，アピキサバン，エドキサバン）が使用可能であり，注射用薬剤としてヘパリン類や抗トロンビン製剤などがある（**表1**）．しかし，本稿では主に経口の抗凝固薬について解説する．

　VK拮抗薬にはクマリン系とインダンジオン

系薬剤があるが，わが国ではクマリン系のワルファリンのみが承認されている．VK依存性凝固因子である第Ⅱ，Ⅶ，Ⅸ，Ⅹ因子は肝臓でN末端側のグルタミン酸残基がγカルボキシグルタミン酸（Gla）残基に置換され機能的な凝固因子となる．このGla残基はカルシウムと結合して凝固因子の細胞膜表面のリン脂質への結合に必須となる．ワルファリンは肝臓でのVK代謝サイクルのVKエポキシドレダクターゼ（VKORC1）とVKキノンレダクターゼの両酵素活性を非可逆的に阻害して，Glu残基のままで凝固活性を持たない凝固因子（protein induced by vitamin K absence：PIVKA）を増加させ，抗凝固作用を発揮する．また，VK依存性因子には第Ⅱ，Ⅶ，Ⅸ，Ⅹ因子だけでなく凝固調整蛋白であるプロテインC（PC）とプロテインS（PS）も含まれおり，両者の産生も抑制する．

DOACは当初，新規経口抗凝固薬（novel oral anticoagulant：NOAC），あるいは非ビタミンK拮抗経口抗凝固薬（non-vitamin K oral anticoagulant：NOAC）と呼ばれていたが，トロンビン（活性型第Ⅱ因子），あるいは活性型第Ⅹ因子（Xa）を直接阻害するという作用機序の面から，DOACという名称が推奨され，最近はDOACが一般的となっている．DOACは標的因子の違いからトロンビン阻害薬とXa阻害薬の2種類に分類され，トロンビン阻害薬としてはダビガトラン（プラザキサ），Xa阻害薬としてリバーロキサバン（イグザレルト），アピキサバン（エリキュース），エドキサバン（リクシアナ）がある（表1）．トロンビン直接阻害薬ではフィブリノゲンからフィブリンの生成が抑制されるので二次血栓の発生が抑えられる．Xa直接阻害薬ではプロトロンビンからトロンビンの生成が阻害され，最終的にはフィブリンの生成が阻害されることで二次血栓の発生を抑制する．

尚，作用機序から考えるとDOACはインヒビター型であり，ワルファリンは凝固因子減量型といえる．（図1）

凝固療法の中心はワルファリンであったが，DOACが発売され，急速に使用患者数が増加している．DOACはワルファリンの作用機序とは異なり，血液凝固因子を直接阻害することで血栓の発生を抑制する．DOACはその阻害する凝固因子の違いからトロンビンを選択的に直接阻害するトロンビン阻害薬と活性型血液凝

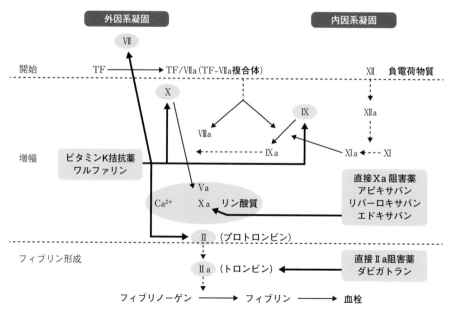

De Caterina R, et al. J Am Coll Cardiol 59: 1413, 2012より改変

図1　ワルファリンと新規経口抗凝固薬の薬理作用の概要

固第 Xa 因子を選択的に阻害する Xa 因子阻害薬の 2 種類に分類されている．ワルファリンはビタミン K を多く含む食材の摂取により，効果が減弱することなどからコントロールが難しいといった欠点があったが，DOAC では食事による影響はない．

参考文献

1. Baron TH, Kamath PS, McBane RD: Management of antithrombotic therapy in patients undergoing invasive procedures. N Engl J Med. 2013; 368: 2113-2124.
2. Yasunaga K, Mase K: Antiaggregatory effect of oral cilostazol and recovery of platelet aggregability in patients with cerebrovascular disease. Arzneimittelforschung. 1985; 35: 1189-1192.

Topics 2

ワルファリンの体内動態，感受性，遺伝子多型　＊欧米人とアジア人のワルファリン投与量の違い

ワルファリンは光学異性体である S-ワルファリンと R-ワルファリンが等量の割合で含まれている等量混合物（ラセミ体）の製剤で，S-ワルファリンの抗凝固効果は R-ワルファリンに比べ 3～5 倍強力である．腸管で吸収されワルファリンは血漿中に移行し，90-99% が血漿アルブミンと結合して薬理的に不活性な結合形の状態で存在する．一方，1-10% が薬理効果を発揮する遊離形として存在するが，両者は動的平行状態にある．遊離型ワルファリンは肝臓に移行し，VKORC1 と反応して薬理活性を発現する．S-ワルファリンは主に肝臓細胞のチトクローム P450（CYP），特に CYP2C9 による代謝により水酸化化合物となり代謝される．薬効の個人差は，この代謝に関与する CYP2C9，あるいはワルファリンの標的分子である VKORC1 の遺伝子多型によるもので，これらを検査することによりワルファリンの必要量が推測可能となる[1]．

CYP2C9 の遺伝子には多型が多く，そのうち，酵素活性の弱い CYP2C9*2/*3 変異型の出現が多い日本人では，血中ワルファリン濃度が高濃度で維持されてしまう．一方，VKORC1 については，1173C > T 変異（ワルファリンに対する応答性増大に関与）の出現頻度は，白人やアフリカ系アメリカ人よりも日本人を含むアジア人では高く，ほとんどの患者は高感受性であり，アジア人のワルファリン投与量が白人やアフリカ系アメリカ人よりも低いことと一致する[2,3]．

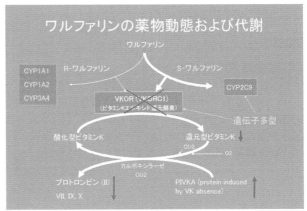

赤は，ワルファリンによる影響を示す．

1. International Warfarin Pharmacogenetics Consortium, Klein TE, Altman RB, Eriksson N, Gage BF, Kimmel SE, Lee MT, Limdi NA, Page D, Roden DM, Wagner MJ, Caldwell MD, Johnson JA: Estimation of the warfarin dose with clinical and pharmacogenetic data. N Engl J Med. 2009; 360: 753-764.
2. 青崎正彦，岩出和徳，越前宏俊，編集．Warfarin 適正使用情報．第 3 版．東京：エーザイ株式会社；2006．
3. 森田隆司．ワルファリン療法の基礎知識．櫻川信男，上塚芳郎，和田英夫，編集．抗凝固薬の適正な使い方．第 2 版．東京：医歯薬出版；2008．p.7-19．

Topics 3

ワルファリンの投与量に影響をおよぼす因子や薬剤

　ワルファリンの投与量に影響を与える因子としては，他の薬剤との相互作用，年齢，身長，体重，性別，BMI，食事内容などがあげられる．ワルファリンの投与量に影響を与える各因子を有する患者の割合（全体の患者数を 100% とする）は，VKORC1 は 25%，CYP2C9 は 15%，薬剤の相互作用は 5～10%，年齢・身長・体重は 10～20% といわれ，未確定の因子も 30～40% 存在する．

　ワルファリンは薬剤相互作用が非常に多い薬剤であり，本稿では代表的な例を記載する．抗血小板薬あるいは血栓溶解薬との併用は出血リスクが高まる．また，NSAIDs とワルファリンの併用も出血リスクが高まる危険性がある．その理由の一つは NSAIDs による抗血小板作用であるが，もう一つ理由がある．すなわち，多くの NSAIDs はワルファリンをアルブミンから遊離させる効果があり，その結果，血中に遊離型ワルファリンが増えて抗凝固作用が増強され，出血リスクが高まるということになる[1]．

　ワルファリン療法中に抗菌薬を投与すると，ビタミン K の産生を低下させ，PT-INR を上昇させることが知られているが，短期間の投与ではその影響は小さいと考えられる．感染性心内膜炎予防の観点から，高度から中等度リスクの患者 * では，抗菌薬の予防的投与が勧められている（日本循環器学会，感染性心内膜炎の予防と治療に関するガイドライン，2017 年）．

　CYP2C9 を阻害する薬剤（アゾール系抗真菌薬，プロトンポンプ阻害薬，SSRI など）の併用によりワルファリンの血中濃度は増加し，逆に CYP2C9 を誘導する薬剤（リファンピシン，リトナビルなど）の併用でワルファリンの血中濃度は減弱することも重要である．またビタミン K を含有する食品（納豆など）により作用は当然減弱する．

* 高度リスク：1) 人工弁術後，2) 感染性心内膜炎の既往，3) 複雑性チアノーゼ性先天性心疾患（単心室，完全大血管転位，ファロー四徴症），4) 体循環系と肺循環系の短絡造設術を実施した患者
　中等度リスク：ほとんどの先天性心疾患，後天性弁膜症，閉塞性肥大型心筋症，弁逆流を伴う僧帽弁逸脱

1. 青崎正彦，岩出和徳，越前宏俊，編集．Warfarin 適正使用情報．第 3 版．東京：エーザイ株式会社；2006.

Topics 4

DOAC と他の薬剤との相互作用

　DOAC はワルファリンと比較して食事の影響を受けにくく，また，薬物相互作用の報告も少ないが，P-糖蛋白との競合や CYP3A4 代謝には注意が必要となる．また，DOAC も抗血小板薬，あるいは血栓溶解薬との併用で出血リスクが大きくなり，NSAIDs との併用でも同様のことがいえる．

　ダビガトランは吸収過程で消化管から P-糖蛋白を介して排泄される．そのため，P-糖蛋白誘導剤もしくは阻害剤で血中濃度が変動することが指摘されている．P-糖蛋白阻害薬のイトラコナゾールはダビガトランと併用禁忌であり，また，P-糖蛋白阻害薬であるベラパミル（ワソラン等），アミオダロン（アミサリン，プロカイン塩酸塩等），キニジン（リスモダン，メキシチール，サンリズム等）などと併用した場合抗凝固活性が増強する可能性がある．

　リバーロキサバン，アピキサバンおよびエドキサバンも CYP3A4 により代謝され，また P-糖蛋白基質であるリバーロキサバンでは HIV プロテアーゼ阻害薬（リトナビル等），アゾール系抗真菌薬（イトラコナゾール，ボリコナゾール，ミコナゾール），コビシスタット含有製剤（スタリビルド）が併用禁忌となっている．併用注意となっているのは，マクロライド系抗菌薬（クラリスロマイシン等）などで，逆に CYP3A4 誘導作用のあるリファンピシンやフェニトインなどとの併用ではリバーロキサバンの血中濃度が低下するとされている．アピキサバンでは，HIV プロテアーゼ阻害剤（リトナビル等），アゾール系抗真菌薬（イトラコナゾール等），マクロライド系抗菌薬（クラリスロマイシン等）などが併用注意となっている．また，CYP3A4 誘導作用のあるリファンピシンやフェニトインなどとの併用ではリバーロキサバンと同様にアピキサバンの血中濃度が低下する．エドキサバンでは HIV プロテアーゼ阻害剤，アゾール系抗真菌薬，マクロライド系抗菌薬などが併用注意となっている．

2.

抗血栓療法

(1) 適応疾患・病態

　血液は血管内では固まることなく液体として流動性を保つが，ひとたび血管外に出血すると固まり血栓を形成する．このように血液は固まらない性質と固まる性質という相反する作用を状況に応じて巧妙に発揮する．血管内で固まらないはずの血液が凝固すると血流が遮断され，様々な血栓症や塞栓症といった病態を呈する．血管内局所で血栓が形成され血流障害によって虚血症状を呈する病態を「血栓症」と呼び，血管内局所や心臓内で形成された血栓が局所から剥がれ，血流に乗ってその末梢で閉塞し，虚血症状を呈する病態を「塞栓症」と呼ぶ（心房細動に伴う心原性脳塞栓症など）．両者が混在する病態も少なくなく，血栓・塞栓症と呼ぶこともある．例えば，脳梗塞の一病型である「アテローム血栓性脳梗塞」は，頸部や頭蓋内の主幹動脈の動脈硬化病変に基づく脳梗塞と定義され，動脈硬化病変局所で血栓が形成され血管が閉塞する血栓症のタイプもあれば，動脈硬化病変から血栓が剥がれ末梢の動脈が閉塞し脳梗塞を発症する塞栓症（動脈原性脳塞栓症）のタイプもある．深部静脈血栓症の一部が肺塞栓症を起こすことはよく知られており，それらの病態を最近では静脈血栓・塞栓症（venous thromboembolism, VTE）と呼ぶ．

　血管内で流動性を保つ血液が異常に固まり血栓を形成する病態には，Virchow の 3 徴として知られる「血管壁の異常」，「血液性状の異常」，および「血液の鬱滞」が関与し，血小板と凝固因子が重要な役割を担う．病態に応じて各因子の関与度合いは異なる．例えば，動脈硬化が進展しプラークや狭窄病変が生じたり，それが自壊すると，血管内皮の抗血栓性が消失すると共に，血小板機能が活性化され血小板主体の血栓（白色血栓）が形成される．高度狭窄病変の末梢では血流が鬱滞し，凝固系の関わりの強い赤色血栓も形成されることがある．心房細動では心房頻拍の影響を受けた血管内皮のトロンボモジュリンなどの抗血栓性物質の産生能が

低下し，高血圧，高齢，糖尿病を合併すると動脈硬化の進展による血管内皮の損傷により全身の血液は固まりやすくなり，血流の鬱滞する左心房の中でも血流が最も鬱滞しやすい左心耳内に血栓が形成されやすくなる．心不全があれば，左心耳の血流は一層強く鬱滞する．この血栓形成の病態に関わる各因子が CHADS2 スコア（C: Congestive heart failure, H: Hypertension, A: Age $\geqq$ 75 歳, D: Diabetes Mellitus, S: Stroke）として心房細動における脳梗塞発症リスク評価に用いられている[1]．血栓形成においては，血流の早いところでは血小板の，血流の遅いところでは凝固因子の関与が大きいので，動脈狭窄性病変（虚血性脳血管障害，虚血性心疾患および末梢動脈疾患）では抗血小板薬が，心房細動，心不全，静脈血栓・塞栓症では抗凝固薬が専ら用いられる（**表1**と**表2**）．病態の重症度に応じて抗血小板薬が 2 剤投与されたり（DAPT: dual antiplatelet therapy），抗凝固薬と抗血小板薬が投与（Double）されたりすることがある．例えば，非弁膜症性心房細動に虚血性心疾患の治療にステント留置術が行われると抗凝固薬と抗血小板薬 2 剤の，合わせて抗血栓薬が 3 剤（Triple）が投与されることもある[2]．ただし，抗血栓薬を併用すると出血性合併症の頻度が高くなる[3]ので，抗血栓薬の併用をできるだけ避けようとする研究が行われている[4]．

(2) 用量，用法，モニタリング

　各抗血栓薬の用量と用法を**表1**と**表2**にまとめた（前出）．

　モニタリングは抗血栓薬の効果に個人差が著しい場合に必要である．しかし，個人差が小さく，内服用量から抗血栓作用が推定され，安全域の広い抗血栓薬の場合，何らかの指標を測定して投与用量を調整する「モニタリング」という手法は原則として必要ない．この観点から，抗血小板薬や各 DOAC では基本的にモニタリングは不要であるが，ワルファリンは必須である．

　ワルファリン療法では定期的に PT-INR を測定し，疾患毎に定められた治療域内で PT-INR を維持するようにワルファリンの用量調節を行う．PT-INR が安定していても，少なく

表1　抗血小板薬の適応疾患と用量・用法

抗血小板薬	製品名	適応疾患	用量・用法
アスピリン	バイアスピリン アスピリン バファリン配合錠 A81 など	狭心症（慢性安定狭心症，不安定狭心症） 心筋梗塞 虚血性脳血管障害 （一過性脳虚血発作，脳梗塞），冠動脈バイパス術（CABG）施行後，経皮経管冠動脈形成術施行後，川崎病	81mg から100mg を1日1回 （最大300mg から324mg まで） 川崎病は体重に合わせて定められた容量を用いる
クレピドグレル	プラビックス クレピドグレル など	虚血性脳血管障害（心原性脳塞栓症を除く） 経皮的冠動脈形成術（PCI）が適応される虚血性心疾患 末梢動脈疾患	75mg を1日1回（脳梗塞では年齢，体重，症状に応じて 50mg） 急速飽和時は300mg を1回
チクロピジン	パナルジン チクロピジン など	虚血性脳血管障害　血管手術　血液体外循環………………100mg を1日2回から3回 慢性動脈閉塞に伴う虚血症状…………100mg から200mg を1日3回 くも膜下出血後の脳血管れん縮予防……100mg を1日3回	
プラスグレル	エフィエント	経皮的冠動脈形成術（PCI）が適応される虚血性心疾患	5mg を4錠で開始，以後3.75mg で投与
チカグレロル	ブリリンタ	経皮的冠動脈形成術（PCI）が適応される急性冠症候群と陳旧性心筋梗塞	急性冠症候群では初回180mg 以後90mg を1日2回 陳旧性心筋梗塞では 60mg を1日2回
シロスタゾール	プレタール シロスタゾール	慢性動脈閉塞に伴う虚血症状 虚血性脳血管障害（心原性脳塞栓症を除く）	100mg を1日2回

表2　抗凝固薬の適応疾患と用量・用法

抗血小板薬	製品名	適応疾患	用量・用法
ワルファリン	ワーファリン ワルファリン	血栓塞栓症（静脈血栓症，心筋梗塞症，肺塞栓症，脳塞栓症，緩徐に進行する脳血栓症等）	疾患毎に PT-INR に併せて用量調節
ダビガトラン	プラザキサ	非弁膜症性心房細動	110mg から150mg　1日2回
リバーロキサバン	イグザレルト	非弁膜症性心房細動………………10mg から15mg　1日1回 静脈血栓塞栓症………………15mg　1日1回から2回（導入時）	
アピキサバン	エリキュース	非弁膜症性心房細動………………2.5mg から5mg　1日2回 静脈血栓症………………5mg から10mg（導入時）　1日2回	
エドキサバン	リクシアナ	非弁膜症性心房細動………………30mg から60mg*　1日1回 静脈血栓症………………30mg から60mg*　1日1回 整形外科周術期………………15mg から30mg　1日1回	

*本剤からワルファリンへ切り替え時に60mg 投与例は30mg 投与，30mg 投与例は15mg 投与・
ダビガトランの低用量考慮基準や各 Xa 阻害薬の低用量選択基準は添付文書を参照

ても月に一度は必要である．期間として治療域内に入った割合を TTR（time in therapeutic range）呼び，この TTR が 60％を超えるとワルファリンは高い治療効果と安全性を発揮することが知られている[1]．

「抗血小板薬や DOAC では基本的にモニタリングとして何らかの指標を測定することは不要である．」と述べたが，血栓・塞栓症や出血のリスクが非常に高い症例では抗血栓薬の効果の評価が必要となる場合もあり，抗血小板薬や DOAC で様々な指標が用いられている[5-12]．

(3) 抗血栓療法中の出血性合併症

1）頻度と予防

日本人 4,000 例以上を登録して抗血栓療法中の出血性合併症発症率を調べた BAT 研究[13] によれば，抗血小板薬単剤群とワルファリン群における重症出血の発症率は，それぞれ 1.12％/年と 2.06％/年，頭蓋内出血は，それぞれ 0.34％/年と 0.62％/年であり，出血性合併症発症率は抗凝固療法中の方が抗血小板療法中より高い値を示す．さらに抗血小板薬を併用したり，抗凝固薬に抗血小板薬を加えると，それぞれの出血性合併症発症率は約 2 倍に上昇する（**図1**）．DOAC 療法中の出血性合併症発現率はワルファリンと同等かそれ以下である[14]．

抗血栓療法中は出血性合併症のリスクがあること，抗血栓薬を併用すると出血性合併症の頻度は倍に上昇することに注意を払うべきである．加えて上部消化管出血の既往へ胃酸分泌抑制薬投与の可否を考慮することや，抗血栓療法中の頭蓋内出血を回避するために徹底的な血圧管理（130/80mmHg 未満），禁煙指導や過度のアルコール摂取の抑制指導を行うことは重要である[13]．

(4) 抗血栓療法休薬に伴う血栓・塞栓症

周術期にワルファリンを休薬すると，<u>1％未満の頻度と考えられるが血栓症や塞栓症が発症</u>し，その多くは重症で転帰不良となることが知られている[15-18]．特に，心原性脳塞栓症を発症すると，死亡，寝たきり，および職場復帰できない症例が約 6 割を占め，予後が極めて不良である．そのため，心原性脳塞栓症を「ノックアウト型脳梗塞」と呼び警鐘を鳴らす研究者もい

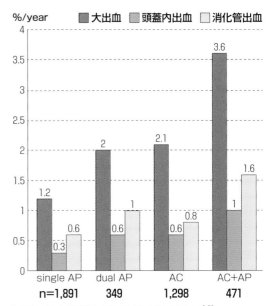

図1 抗血栓薬の併用と出血性合併症[13]

抗血小板薬 1 剤（single AP）と抗血小板薬 2 剤（DAPT.dual AP）を比較すると併用群ですべての出血事象が約 2 倍に増加している．抗凝固療法（AC）に抗血小板薬を併用する（AC+AP）と同様に出血性事象が増加する．

る．

非弁膜症性心房細動に伴う脳梗塞予防における効果をワルファリンと DOAC を比較した第 3 相試験参加者で，長期抗凝固薬の一時的中断における血栓・塞栓症発症率が比較されている．ワルファリンとリバーロキサバンを比較した ROCKET AF 試験[19] では 4,692 人に一時的休薬が行われ，休薬・再開 30 日間でヘパリンブリッジングは 6％でのみ行われ，脳卒中と全身塞栓症は前者で 0.41％，後者で 0.31％であったとしている．ワルファリンとアピキサバンを比較した ARISTOTLE 試験[20] では観血的手技が行われた 9,260 回を解析した結果，抗凝固薬は 62.5％で中断され，脳卒中や全身塞栓症の発症率は，前者で 0.57％，後者で 0.35％であったと報告されている[20]．心房細動患者 1,884 人を対象に周術期に低分子ヘパリンによるブリッジング療法を行う群と行わない群の RCT を行った研究に注目すると，周術期から術後 30 日間の動脈血栓・塞栓症の発症率は非ブリッジング群で 0.4％，ブリッジング群で 0.3％であったとしている[21]．最近の周術期の虚血イベントの発症率は 0.3％〜0.57％と，以

表3　抗血栓薬中止時の同意書（例）

同意書

　　　　病院長　殿

患者氏名　　　　　性別　　生年月日

診療行為〈　　　　　　　　〉に際しての抗血栓薬〈　　　　　　　　〉の中断

　　　　年　　月　　日に実施される予定の上記の診療行為にあたり、現在服用中の抗血栓薬を中止することについて十分な説明を受け理解しましたので、上記の抗血栓薬を中止したうえでの実施を希望致します。

　　　　　　年　月　日

　　　患者署名

　　　保護義務者(近親者)署名

　　　住所　〒

　　　続柄（患者の　　　　）

説明内容:

　脳梗塞や心筋梗塞など、血栓(血管内での血液の固まり)によって起こる病気を予防するために、抗血栓薬が使われます。すべての抗血栓薬は血を固まらせ難くする作用を持っており、一度出血すると止まりにくい性質を持っています。そのため、出血を伴うことが予想される手術・処置・検査を受ける場合には、現在内服中の抗血栓薬を中止する必要があります。しかし、抗血栓薬を中断すると脳梗塞や心筋梗塞などの血栓性疾患を発症する可能性があります。

　抗血栓薬には、抗凝固薬(ワーファリン、プラザキサ、イグザレルト、エリキュース、リクシアナ)と抗血小板薬(バイアスピリン、プラビックス、プレタール、パナルジン、エフィエント、プリリンタなど)の2種類があります。たとえば、ワーファリンを中断すると約1%の頻度で脳梗塞や他の血栓性疾患を起こし、多くは重症であることが複数の研究で報告されています。また、脳梗塞の患者さんが抗血小板薬を中断すると脳梗塞再発の危険性が3.4倍に上昇するとの報告もあります。抗血栓薬中止による血栓性疾患発症のリスクを低減させる方法としては、飲水・点滴などで水分を補う、あるいは作用時間の短い抗血栓薬(ヘパリン、カプロシン)の注射に切り替えるなどの方法があります。患者の状況に応じて最善と思われる対応を行いますが、血栓性疾患の発症を完全に抑えることを保証するものではありません。

　抗血栓薬を中止することと継続することの両方の危険性を十分にご理解していただきたいと思います。抗血栓薬中止に伴う血栓性疾患発症の危険性を理解されたうえで、今回の手術・処置・検査を受けることを希望される場合には、この同意書に署名をお願い申し上げます。

　　　　　　説明者署名

　　　　　　記載者署名

前の報告よりもやや低い値を示している．これは対象疾患に心内血栓が形成されやすいリウマチ性僧帽弁狭窄症が減少し，高齢者が多く，リウマチ性僧帽弁狭窄よりも心内血栓リスクの低い非弁膜症性心房細動が増加していることを反映しているためかもしれない．しかし，一定の頻度で虚血イベントが起きることは確かである．

　脳梗塞の二次予防でアスピリン療法を中止すると脳梗塞のリスクが3.4倍に上昇すると報告されている[22]．一方で心臓以外の手術時に抗血小板薬の継続や休薬の死亡率や虚血および出血イベントへの影響をレビューした総説によると，抗血小板薬の継続や休薬が死亡率や虚血性イベント，および，外科介入を必要とする出血や輸血を必要とする出血イベントに関連しなかったと報告されている[23]．

　周術期に抗血栓薬を安易に中止すると，何らかの血栓・塞栓症を発症するリスクを否定する

ことはできない．したがって，継続できる場合は抗血栓薬継続下で観血的医療処置を行い，継続できない場合には休薬せざるを得ないが，血栓・塞栓症の発症率の軽減を目的として周術期にヘパリンによる代替療法を考慮する．ヘパリンによる代替療法を行っても，観血的医療処置に伴う出血が生体の凝固系を亢進させることや，術中にはヘパリンを投与できないことから，休薬に伴う血栓症や塞栓症のリスクを完全に取り除くことは不可能なので，休薬時は必ず十分な説明に基づく同意文書（**表3**）をとるべきである．石川らの調査によると，周術期のマニュアルやガイドラインを整備している施設は約3割に，休薬時に同意書を取得する施設は約1割に留まっており[23]，この分野の研究を推進するとともに，休薬に関する同意書取得を含めた周術期管理に関するマニュアルを整える必要がある．

参考文献

1. 2012年度合同研究班報告（日本循環器学会 日本心臓病学会　日本心電学会　日本不整脈学会）. 循環器病の診断と治療に関するガイドライン心房細動治療（薬物）ガイドライン（2013年改訂版）

2. 2008年度合同研究班報告（日本循環器学会，日本冠疾患学会，日本胸部外科学会，日本血栓止血学会，日本小児循環器学会，日本神経学会，日本心血管インターベンション学会，日本人工臓器学会，日本心臓血管外科学会，日本心臓病学会，日本脳卒中学会，日本脈管学会，日本臨床血液学会）. 循環器病の診断と治療に関するガイドライン循環器疾患における抗凝固・抗血小板療法に関するガイドライン（2009年改訂版）

3. Toyoda K, Yasaka M, et al. Bleeding with Antithrombotic Therapy（BAT）Study Group: Dual antithrombotic therapy increases severe bleeding events in patients with stroke and cardiovascular disease: a prospective, multicenter, observational study. Stroke. 2008; 39: 1740-1745.

4. Dewilde WJ, Oirbans T, et al. WOEST study investigators. Use of clopidogrel with or without aspirin in patients taking oral anticoagulant therapy and undergoing percutaneous coronary intervention: an open-label, randomised, controlled trial. Lancet. 2013; 381: 1107-15.

5. ガイドライン作成合同委員会：科学的根拠に基づく抗血栓療法患者の抜歯に関するガイドライン 2015 年版. 東京：学術社；2015

6. 2016—2017年度合同研究班報告（日本循環器学会，日本心臓病学会，日本心エコー図学会，日本胸部外科学会，日本心臓血管外科学会，日本小児循環器学会，日本成人先天性心疾患学会，日本脳卒中学会，日本感染症学会，日本化学療法学会）. 感染性心内膜炎の予防と治療に関するガイドライン（2017年改訂版）

7. 矢坂正弘，三本木良紀，他．血小板機能測定装置（Verify Now®）ブレインナーシング. 2012; 28: 1164-1166.

8. 友田昌徳，矢坂正弘，他．血漿プロトロンビンフラグメント 1+2 濃度測定によるワルファリンや非ビタミン K 拮抗経口抗凝固薬療法中の抗凝固作用の評価に関する検討. Brain and Nerve. 2017; 69: 571-576.

9. 前田世絵良，矢坂正弘，他．脳梗塞急性期における抗血栓療法導入前後における可溶性フィブリンモノマー複合体値の変化の検討. 脳卒中. 2016; 38：387-392.

10. Pollack CV Jr, Reilly PA, et al. Idarucizumab for Dabigatran Reversal - Full Cohort Analysis. 2017; N Engl J Med. 377: 431-441.

Topics 5

外科手術時におけるヘパリンブリッジング療法

　心房細動患者 1,884 人を対象に周術期に低分子ヘパリンによるブリッジング療法を行う群と行わない群の RCT を行った研究に注目すると，周術期から術後 30 日間の動脈血栓・塞栓症の発症率は非ブリッジング群で 0.4%，ブリッジング群で 0.3% であったと報告されている[1]. 一方，大出血の発現率は非ブリッジング群で 1.3%，ブリッジング群で 3.2% であり，ブリッジング群で増加した（P=0.005）. このようにヘパリンによるブリッジング療法は，虚血イベントを有意に低下させずに，かえって出血が増加するとの反対意見もある. しかし，対象疾患の多くが非弁膜性心房細動であり，血栓・梗塞症のリスクが高くないこと，ブリッジング療法として海外では低分子ヘパリンを十分量用い，出血性リスクが上昇することに注意を払う必要がある. わが国では低分子ヘパリンにブリッジング療法時の適応がないことから，未分画ヘパリンが用いられている. 機械弁や僧帽弁狭窄症では十分な量を投与するが，非弁膜性心房細動では1日1万単位の低用量ヘパリン療法がしばしば用いられている. 大出血はほとんど見られず，血栓・梗塞症の再発も少ないことを経験する. この分野でのわが国における前向き研究が必要である. 現時点では基礎心疾患や塞栓症のリスクとブリッジング療法におけるヘパリンの用法用量を考慮にいれて投与の有無を症例毎に検討すべきであろう.

1. Douketis JD, Murphy SA, et al. Peri-operative Adverse Outcomes in Patients with Atrial Fibrillation Taking Warfarin or Edoxaban: Analysis of the ENGAGE AF-TIMI48 Trial. Thromb Haemost. 2018; 118: 1001-1008.

11. Osanai H, Ajioka M, et al. Distribution of Anti-Factor Xa Activity in Patients on Edoxaban Therapy for Non-Valvular Atrial Fibrillation. Circ J. 2016; 80: 745–747.

12. Wada S, Toyoda K, et al. Anti-Xa Activity and Event Risk in Patients With Direct Factor Xa Inhibitors Initiated Early After Stroke. Circ J. 2018; 82: 2872–2879.

13. Toyoda K, Yasaka M, et al. Blood pressure levels and bleeding events during antithrombotic therapy: the Bleeding with Antithrombotic Therapy (BAT) Study. Stroke. 2010; 41: 1440–1444.

14. Douketis JD, Murphy SA, et al. Peri-operative Adverse Outcomes in Patients with Atrial Fibrillation Taking Warfarin or Edoxaban: Analysis of the ENGAGE AF-TIMI48 Trial. Thromb Haemost. 2018; 118: 1001–1008.

15. Wahl MJ. Dental surgery in anticoagulated patients. Arch Inter Med. 1998; 158: 1610–1616.

16. Blacker DJ, Wijdicks EFM, et al. Stroke risk in anticoagulated patients with atrial fibrillation undergoing endoscopy. Neurology. 2003; 61: 964–968.

17. Garcia DA, Regan S, et al. Risk of thromboembolism with short-term interruption of warfarin therapy. Arch Inern Med. 2008; 168: 63–69.

18. Yasaka M, Naritomi H, et al. Ischemic stroke associated with brief cessation of warfarin Thromb Res. 2006; 118: 290–293.

19. Sherwood MW, Douketis JD, et al. Outcomes of temporary interruption of rivaroxaban compared with warfarin in patients with non-valvular atrial fibrillation: results from the rivaroxaban once daily, oral, direct factor Xa inhibition compared with vitamin K antagonism for prevention of stroke and embolism trial in atrial fibrillation (ROCKET AF). Circulation. 2014; 129: 1850–1859.

20. Garcia D, Alexander JH, et al. Management and clinical outcomes in patients treated with apixaban vs warfarin undergoing procedures. Blood. 2014; 124: 3692–3698.

21. Douketis JD, Spyropulos AC, et al. Perioperative Bridging Anticoagulation in Patients with Atrial Fibrillation. N Engl J Med. 2015; 373: 823–833.

22. Maulaz AB, Bezerra DC, et al. Effect of discontinuing aspirin therapy on the risk of brain ischemic stroke. Arch Neurol. 2005; 62: 1217–1220.

23. Lewis SR, Pritchard MW, Schofield‐Robinson OJ, Alderson P, Smith AF. Continuation versus discontinuation of antiplatelet therapy for bleeding and ischaemic events in adults undergoing non-cardiac surgery. Cochrane Database Syst Rev. 2018 Jul 18;7:CD012584.

3.

歯科処置と出血リスク

(1) 全身的出血性素因

　全身的な出血性素因（出血傾向）は，止血機構を構成する血管壁，血小板，血液凝固因子，線溶系の4要素いずれかの質的もしくは量的異常により止血機構が破綻し，易出血性で，かつ止血困難な状況をきたした状態や疾患をいう（**表1**）[1,2]．発症原因としては，先天性，後天性があるが，後者の場合は，複数の因子が複合的に関与することが多い．代表的な例に，肝硬変などの重症肝障害や播種性血管内凝固症候群（DIC）がある．抗血栓療法も全身的出血性素因の一つである．

　また，術中術後の疼痛や不安により患者の血圧が上昇すると術後出血のリスクとなる．一部の消炎鎮痛薬や抗菌薬には，抗血栓薬との薬物相互作用として抗血栓作用を増強させる薬剤があり，出血傾向を助長することがある．

(2) 局所的出血性素因

　局所的な要因に伴う出血性素因は，処置操作を加える部位に炎症が存在する場合，組織の脆弱性，不良な肉芽組織の存在，豊富な血管網を形成している病変，血管新生が豊富な病変，動静脈奇形などの病理組織学的要因と，局所の動静脈や毛細血管網の存在などの解剖学的な要素などが一般的に留意すべき事項である．局所の炎症は，微小血管系に変化をもたらし，血管拡張に伴う血流量の増加（充血）をきたす．急性炎症を発症した部位に，外科処置を加える際には，易出血性であることを念頭に置くほか，可能な限り消炎を先行させることが重要となる．また，不適切な処置操作による組織の挫滅や，繰り返す刺激や外傷は出血傾向の原因となる．高齢者や障害者では，体動や舌弄，指弄による

表1 主な全身性出血性素因

血管壁の異常		単純性紫斑
		老人性紫斑
		アレルギー性紫斑病（Schönlein-Henoch 紫斑病）
		遺伝性出血性末梢血管拡張症（Osler 病）
		Ehlers-Danlos 症候群
		Cushing 症候群
血小板の異常	血小板減少症	特発性血小板減少性紫斑病（ITP）
		薬剤性血小板減少症
		血栓性血小板減少性紫斑病（TTP）
		急性白血病
		播種性血管内凝固症候群（DIC）
		再生不良性貧血
		全身性エリテマトーデス（SLE）
		脾腫
	血小板機能異常症	血小板無力症
		Bernard－Soulier 症候群（BSS）
		肝硬変、劇症肝炎
		尿毒症
		多発性骨髄腫
		抗血小板薬投与
		薬剤性血小板機能異常症
凝固因子の異常	先天性	血友病A,B
		von Willebrand 病
		その他の先天性凝固因子欠乏症
	後天性	ビタミンK欠乏症
		抗凝固薬投与
		播種性血管内凝固症候群（DIC）
		肝硬変、劇症肝炎
線溶系の異常	先天性	先天性α2プラスミンインヒビター欠乏症
		プラスミノーゲンアクチベータインヒビター1（PAI-1)欠損症
	後天性	前立腺癌、急性前骨髄性白血病
		重症肝障害
		血栓溶解薬投与
		播種性血管内凝固症候群（DIC）

日本臨床検査医学会ガイドライン作成委員会編　文献1）2）を一部改変

表2 HAS-BLED スコア

		臨床像	ポイント
	H	高血圧（収縮期血圧＞160mmHg）	1
	A	腎機能障害、肝機能障害（各1点）*1	2
	S	脳卒中	1
	B	出血：出血歴、出血傾向（出血素因、貧血など）	1
	L	不安定な国際標準比（INR)*2	1
	E	高齢者（＞65歳）	1
	D	薬剤、アルコール（各1点）*3	2
	合計		9

*1：腎機能障害：慢性透析や腎移植、血清クレアチン200μgmol/L(2.26mg/dL)以上
　　肝機能異常：慢性肝障害（肝硬変など）または検査値異常
　　　　　　　　（ビリルビン値＞正常上限×2倍、AST/ALT/ALP＞正常上限×3倍）
*2：INR不安定、高値または TTR(time in therapeutic range) ＜ 60 %
*3：抗血小板薬や NSAIDs 併用、アルコール依存症

Pisters R, et.al. 2010 改変

局所刺激が術後出血のリスクとなる.

⑶ 出血性リスクの評価

　HAS-BLED スコアは，抗凝固療法中の心房細動患者における出血性リスクの評価方法として，2010 年に Pisters らが提唱した[3,4]．各種出血危険因子をスコア化して評価するもので，Hypertension, Abnormal renal and liver function, Stroke, Bleeding, Labile INRs, Elderly, Drugs and alcohol の各リスク項目の頭文字を並べたものである（**表2**）．HAS-BLEDスコアでは，出血リスクは 0 点を低リスク（年間の重大な出血発症リスクは1%），1～2 点を中等度リスク（同 2～4%），3 点以上を高リスク（同 4～6%）と評価する．高リスクと判定された症例では，出血性合併症に対する高度なリスク管理が求められる.

⑷ 各種歯科処置別の出血リスク

4-1）スケーリング

　スケーリングを含む歯周基本治療に関する出血性リスクに関するエビデンスは少ない．「日本歯周病学会編の糖尿病患者に対する歯周治療ガイドライン（改訂版第 2 版　2014）」[5]では，ワルファリン服用患者においては，抜歯と同様に PT-INR3.0 までは薬剤を維持したままでの歯周基本治療が推奨されている（推奨の強さグレード D，エビデンスレベル 1：詳細は上記ガイドラインを参照).

　歯肉縁下スケーリングや，ルートプレーニングは，歯周基本処置に比べて組織の侵襲を伴うことが多く，また，進行した歯周病に対して行われることが多いため歯周組織に炎症や不良肉芽組織が存在することが多く，出血や止血障害のリスクは高くなっている.

4-2）普通抜歯

　抜歯により歯肉および抜歯窩から出血がみられる．また，不適切な処置操作や偶発的に周囲組織を損傷する場合もあり，血管の破綻や歯槽骨，顎骨の骨折等により出血をきたすことがある．多くは毛細血管からの出血であり，圧迫止血で止血可能である．しかしながら，抜歯の原

表3　抜歯の術中，術後出血の主な原因

1）局所の急性炎症
2）周囲組織の損傷（血管の損傷，歯槽骨，顎骨骨折）
3）不良肉芽の残存
4）不適切な処置操作
5）術中術後の疼痛や不安による血圧上昇
6）術後の消炎鎮痛薬や抗菌薬服用による薬物相互作用
7）体動や舌弄，指弄による局所刺激

因となった炎症，不良肉芽組織，病変の存在により出血や止血障害のリスクは高くなる（**表3**）.

　抜歯本数や歯種に関連した出血リスクに関してはエビデンスが少ない.

4-3）難抜歯，埋伏歯抜歯

　難抜歯，埋伏歯，埋伏智歯の抜歯の出血性リスクに関しては，通常の抜歯に比して，歯肉切開，粘膜骨膜弁の剥離や骨削操作など局所に対する操作が広範囲で，深部に及ぶため，局所的な出血リスクは高くなる．骨削や歯の分割に用いる歯科用エアータービンや 5 倍速エンジンに装着した各種バーにより組織の挫滅をきたす恐れがあるほか，脱臼時に歯槽骨や顎骨骨折を誘発することがあり，出血の原因となる．特に下顎埋伏智歯では舌側皮質骨の骨折をきたすことがあり，顎下部への出血を誘発するので注意を要する．また下顎管の損傷や下顎骨内を走行する下歯槽動脈や分枝の損傷による出血も留意する．術前の画像診断が重要である.

4-4）その他の歯科外科処置

　歯根嚢胞の摘出，歯根端切除術，歯槽骨形成術，歯科インプラントの埋入などの歯槽骨に限局した手術における出血リスクは，難抜歯や埋伏歯の抜歯と同様と考えられる．場所によっては止血処置が困難であったり，また出血リスクの高い大血管（大口蓋動脈，下歯槽動脈，舌動脈，後上歯槽動脈，頬動脈など）があり，これらの血管の走行には十分に配慮した手術操作が求められる.

参考文献

1. 日本臨床検査医学会ガイドライン作成委員会編　診療群別臨床検査のガイドライン 2003—医療の標準化に向けて—. 2003; 167-171.
2. 日本臨床検査医学会ガイドライン作成委員会編　臨床検査のガイドライン JSLM2018 検査値アプローチ/症候/疾患. 2018; 199-203.
3. Pisters R, Lane DA, Nieuwlaat R et al. A novel user-friendly score（HAS-BLED）to assess 1-year risk of major bleeding in patients with atrial fibrillation : the Euro Heart Survey. Chest. 2010; 138: 1093-1100.
4. European Heart Rhythm Association, European Association for Cardio-Thoracic Surgery. Guidelines for the management of atrial fibrillation : The Task Force for the Management of Atrial Fibrillation of the European Society of Cardiology（ESC）. Europ Heart J. 2010; 31: 2369-2429.
5. 日本歯周病学会編　糖尿病患者に対する歯周治療ガイドライン　改訂版第 2 版. 2014.

4.
抜歯部の止血処置
（特に抗血栓療法患者において）

まず，外科処置を行う前に，前項で述べた全身的，局所的出血性素因の有無およびそのコントロール状況を把握しておく必要がある．出血の際には，応急処置を行うと同時に，全身的原因もしくは局所的原因の判断を行う．

原因が全身的要因である場合や，患者の精神的動揺等により，思わぬ vital sign の変化が認められる場合もあることから，できればモニターによる血圧，脈拍，酸素飽和度の測定を行うことが望ましい．ほとんどの出血は，医科連携による出血性素因のコントロールと適切な局所止血処置により，コントロール可能である．しかし，下記に示す全身的止血処置を要する場合は，局所の応急処置とともに速やかに病院歯科口腔外科など資源の整った医療機関への紹介を行うべきである．また，抗血栓薬の安易な減量や休薬は，重篤な血栓性合併症を引き起こす可能性があることから，注意が必要である[1]．

(1) 全身的止血処置

• モニタリングと検査

静脈路確保，血圧，脈拍，酸素飽和度の測定などモニタリングを行った上で，対応を行う．スクリーニング検査として，血算，血小板数，APTT，PT，PT-INR，FDP，フィブリノゲン，肝機能検査，腎機能検査などを行う．PIVKA-II の増加は，凝固因子活性の低下がビタミン K 欠乏によるものかを鑑別する上でも有用である．

• 抗血栓療法中患者の出血時の対応

軽度の出血の場合は安易に休薬することなく，適切な抗血栓療法の継続を考慮する．中等度から重篤な出血では抗血栓薬の中止，止血処置，適切な点滴による循環動態の安定化，および，脳内出血やくも膜下出血時には十分な降圧を図る[2,3]．ワルファリン療法中の急性重篤出血時，または重大な出血が予想される緊急を要する手術・処置の施行時の出血傾向の抑制を目的に，プロトロンビン複合体製剤やビタミン K の投与，新鮮凍結血漿などの投与が勧められる．急速是正に最も速く確実な効果を示すのはプロトロンビン複合体製剤とビタミン K の併用投与である[4-7]．

ヘパリン療法中の是正には APTT 値に応じて希釈したプロタミン塩酸塩を緩徐に静注する．

DOAC 療法中の出血性合併症発現率はワルファリンと同等かそれ以下である．出血時には止血処置に加えて，DOAC 療法中の出血性合併症の重症度に応じた DOAC の中止と，適切な点滴で利尿による体外排出の促進を考慮する．ダビガトラン療法中は，特異的な中和抗体であるイダルシズマブを用いる．ダビガトラン療法中の急性重篤出血時，または重大な出血が予想される緊急を要する手術・処置の施行時の出血傾向の抑制には，ダビガトラン内服 24 時間以内にイダルシズマブを投与する[8]．本剤は投与量や内服後の時間に拘わらず，是正必要時の投与量は 5g（2.5g を 2 バイアル）である．投与後 1 分以内にダビガトランの抗凝固作用は

迅速に，完全に中和され，持続的に約24時間効果が持続する．ダビガトランはイダルシズマブ投与24時間後から，他の抗凝固薬は24時間以内でも投与が可能である．ダビガトランの抗凝固作用を中和すると，ダビガトラン導入前の凝固亢進状態が惹起される可能性はあるが，イダルシズマブ自身は凝固促進作用や抗凝固活性を示さず，血液凝固・線溶系に影響を与えない．

DOAC療法中の出血時の対処として，プロトロンビン複合体製剤（保険適応外）や遺伝子組み換え第VII因子製剤（保険適応外）の投与が考慮できるが，十分な検討はなされていない．ダビガトランは血中タンパクとの結合率が低いので，透析で取り除ける可能性がある．各DOAC内服後早期の出血時では，さらなる消化管からの吸収による血中濃度の上昇を抑制するための胃洗浄や活性炭投与を考慮する．Xa阻害薬の効果を是正する必要がある場合は，Xaデコイ蛋白の中和薬のアンデキサネットアルファが開発中である．

止血治療，手術，手技後に出血源や術部の止血の様子を考慮に入れて，抗凝固薬再開の適応があると判断した場合は，可及的速やかに抗凝固療法を再開し，血栓・塞栓症を予防することに注意を払うべきである．

・**血管強化薬**

血液凝固・線溶系に影響を与えず，毛細血管の血管透過性亢進を抑制し，血管抵抗性を増強する．アドレノクロム製剤であるカルバゾクロムスルホン酸ナトリウム水和物（アドナ静注用）を25～100mgを投与する．また内服製剤もある．毛細血管抵抗性の減弱による粘膜からの出血に適応があるが，血管強化薬の全身投与が抜歯後出血に対して有効かどうかは不明である．また，血管強化薬の投与により血栓・塞栓症が発生する危険が増える可能性も否定できない．

・**抗線溶薬**

トラネキサム酸は血中で分解されると，2分子のイプシロンアミノカプロン酸となり，線溶系のプラスミンやその前駆体プラスミノゲンに作用し抗線溶作用を示す．トラネキサム酸（ト

ランサミン注）を250～500mgを1～2回に分けて静注または筋注する．線溶亢進が関与すると考えられる出血傾向や異常出血，口内炎における口内痛および口内粘膜アフタ等に適応があるが，血管強化薬同様，抜歯後出血に対して有効かどうかは不明である．また線溶系を抑制するため血栓のある患者には慎重に投与する必要がある．

(2) 局所的止血処置

処置に際しては，出血要因となる組織の挫滅を減らすため，愛護的処置と低侵襲の処置を心がける．また炎症性肉芽組織は出血の原因となることから，抜歯時に十分な掻爬を行う．局所止血法として，ガーゼによる圧迫，血管収縮薬が添加されている局所浸潤麻酔薬の局注，ボスミンの併用，電気メスによる凝固・レーザー焼灼，局所止血材（ゼラチンスポンジ（スポンゼル）または酸化セルロース（サージセル・アブソーバブル・ヘモスタット）など）の填入，創縁（辺縁歯肉）縫合，止血シーネ，パック（コーパック，サージカルパック）などがある．ポリグリコール酸（PGA）を主体とした吸収性組織補強材とフィブリン糊を使用した止血法もあるが，抜歯後出血などへの使用は一般的ではない．また，わが国において保険適応はないが，抗線溶薬であるトラネキサム酸による洗口も繁用されている．

1）止血方法の実際

・約30分程度のガーゼ圧迫が基本である．疼痛や抜歯窩の死腔により圧迫が困難な場合には，局所麻酔を奏効させた上で，十分な圧迫止血が行えるようにする．0.1％ボスミンを1～10倍に希釈しタンポンガーゼとし，創部に填入し圧迫止血を行ってもよいが，循環器系疾患などの既往によっては使用が難しい場合もある．

・抗血栓療法中など，出血が予想される患者では，圧迫止血に加えて他の局所止血方法を併用する．局所止血材（ゼラチンスポンジ（スポンゼル）または酸化セルロース（サージセル・アブソーバブル・ヘモスタット））を抜歯窩に填入し，創縁（辺縁歯肉）を縫合し，ガーゼによる圧迫を行う方法が最も一般的と

考えられる[9]．酸化セルロースはガーゼ型，綿型シートのタイプがあり，抜歯窩に充填もしくは出血創面に直接貼付する．約2週間で生体組織に吸収される．他にはアテロコラーゲン（テルプラグ，アビテン），トロンビン末などもある．フィブリン糊，アテロコラーゲン，トロンビン末など生物由来の医療材料を使用する場合は，治療上の必要性を十分に検討したうえで，必要最小限の使用にとどめる必要がある．また，トロンビン末と抗プラスミン剤（トランサミン）との併用は，血栓形成傾向が増加するので禁忌である．

- これらの方法にて止血困難な場合，止血シーネ（保護床）を使用する報告も多い[9]．止血シーネはシーネ，レジンスプリントあるいは保護床とも呼ばれ，義歯を用いて圧迫した方法も止血シーネと同様の目的で用いられてい

る[9]．止血シーネは術直後の圧迫止血の目的であれば1～2日の使用で十分と思われるが，創部の保護も目的にするのであれば，遅発性出血の頻度が下がる術後7日目程度まで使用すべきである[9]．止血シーネの除去時期に関する明確なエビデンスはない．

- 軟組織からの出血などで，出血点の把握が容易な場合は，電気メスによる凝固やレーザー焼灼が有効である．ただし出血量が多い場合は効果に乏しく，盲目的な止血処置は神経などの損傷の危険性があり，推奨されない．

- これらの止血処置完了後は，改めて約30分程度のガーゼ圧迫を行い，止血の確認を行う．またこれらの処置を行っても止血が困難な場合には，速やかに病院歯科口腔外科など二次医療機関への紹介を行うべきである．

参考文献

1. Wahl MJ. Dental surgery in anticoagulated patients. Arch Inter Med. 1998; 158: 1610-1616.
2. Anderson CS, Heeley E, et al. Rapid blood-pressure lowering in patients with acute intracerebral hemorrhage. N Engl J Med. 2013; 368: 2355-2365.
3. Qureshi AI, Palesch YY, et al. Intensive Blood-Pressure Lowering in Patients with Acute Cerebral Hemorrhage. N Engl J Med. 2016; 375: 1033-1043
4. Yasaka M, Minematsu K, et al. Predisposing factors for enlargement of intracerebral hemorrhage in patients treated with warfarin. Thromb Haemost. 2003; 89: 278-283.
5. Yasaka M, Sakata T, Naritomi H, Minematsu K. Optimal dose of prothrombin complex concentrate for acute reversal of oral anticoagulation. Thromb Res. 2005; 115: 455-459.
6. Sarode R, Milling TJ, Jr., et al. Efficacy and safety of a 4-factor prothrombin complex concentrate in patients on vitamin K antagonists presenting with major bleeding: a randomized, plasma-controlled, phase IIIb study. Circulation. 2013; 128: 1234-1243.
7. Goldstein JN, Refaai MA, et al. Four-factor prothrombin complex concentrate versus plasma for rapid vitamin K antagonist reversal in patients needing urgent surgical or invasive interventions: a phase 3b, open-label, non-inferiority, randomised trial. Lancet. 2015; 385: 2077-2087.
8. Pollack CV Jr, Reilly PA, et al. Idarucizumab for Dabigatran Reversal - Full Cohort Analysis. N Engl J Med. 2017; 377: 431-441.
9. 日本有病者歯科医療学会，日本口腔外科学会，日本老年歯科医学会：科学的根拠に基づく抗血栓療法患者の抜歯に関するガイドライン．2015年改訂版．

Ⅲ. 各　論

　抗血栓療法中の患者においては、患者の血栓形成能力が抑制されていることから抜歯などの観血的処置時には出血傾向を生じる危険性がある。しかしながら、出血の危険を減らすために抗血栓薬を減量または中断すると、脳梗塞などの血栓・塞栓症を発症する危険性が指摘されている。本ガイドラインでは、抜歯などの低侵襲な歯科外科処置における適切な抗血栓薬服用患者への対応について述べる。

---

1. 抗血小板療法患者への対応
　(1)　従来の抗血小板薬（アスピリン，チクロピジン，クロピドグレル，シロスタゾールなど）単剤を服用している患者
　(2)　新しい抗血小板薬（プラスグレル，チカグレロル）単剤を服用している患者
　(3)　複数の抗血小板薬を服用している患者

2. 抗凝固療法患者への対応
　(1)　ワルファリン単剤を服用している患者
　(2)　直接経口抗凝固薬（DOAC）単剤を服用している患者

3. 抗血小板薬と抗凝固薬の併用患者への対応

4. 抗血小板薬や抗凝固薬に影響を及ぼす薬剤との併用
　(1)　抗血小板薬やワルファリンに対する鎮痛剤（NSAIDs，COX-2阻害薬，アセトアミノフェン）の作用
　(2)　抗血小板薬やワルファリンに対する抗菌薬の作用
　(3)　直接経口抗凝固薬（DOAC）に対する薬剤の相互作用

5. 効果的な止血方法

6. 抗血栓薬休薬時の対応

1. 抗血小板療法患者への対応

（1）　従来の抗血小板薬（アスピリン，チクロピジン，クロピドグレル，シロスタゾールなど）単剤を服用している患者

抗血小板薬の服用を継続した抜歯（＊注釈：以下に述べる研究結果はほとんどが普通抜歯に関する研究である）に関するランダム化比較試験は2編報告されている．1編では，アスピリン100mg/日服用患者39名の抜歯に際し，無作為に19名の継続群と20名の中断群に割り付けて比較すると，継続群では出血時間は正常範囲内で延長するものの，両群とも術後出血は発生しなかった[1]．他の1編では，抜歯に際し，アスピリン100mg/日服用継続群と7日前から中断した群を比較すると，血小板凝集能は継続群で低下しているものの，処置中の出血量には差がみられなかった[2]．比較観察研究では，抜歯に際し，アスピリン（100～325mg/日）を継続投与した群と投与を中止した群を比較すると，アスピリン投与を継続すると，出血時間は正常範囲内で延長し，血小板凝集能は抑制されるものの，術後出血の発生はみられなかった[3-5]．一方，非比較観察研究では，アスピリン75～100mg/日の投与下で抜歯を行った場合，重症出血はなく，2%に小出血が発生するのみで，これらは局所止血処置にて止血可能であった[6]．

また，アスピリンおよびクロピドグレルを継続して抜歯を行った比較観察研究では，それぞれ2.4%，2.8%に抜歯後出血がみられ，その発生頻度に差はみられなかった[7]．クロピドグレルまたはチクロピジン塩酸塩を継続して抜歯を行った非比較観察研究では，抜歯後出血はみられなかった[8]．アスピリン，クロピドグレル，チクロピジン塩酸塩のいずれか1剤を継続して抜歯を行った非比較観察研究では，16.8%と比較的高い術後出血発生率が報告されているが，大部分は自然に止血するかガーゼを咬むだけで止血可能であり，縫合などの医学的介入が必要であったのは3.8%にすぎなかった[9]．

日本人を対象にした観察研究では，抗血小板薬（アスピリン，チクロピジン塩酸塩，シロスタゾール）を継続投与して抜歯を行うと，術後出血は0～2%に発生するが，重篤な出血はなく，局所止血処置にて止血可能であった[10-14]．

GRADEアプローチにおけるシステマティックレビュー（SR）では，SDCEP2015[15]のガイドラインから引用された3つのガイドラインと1つのSR[16-19]が利用された．その結果では，エビデンスの確実性は低いまたは非常に低いと判断されているものの，「継続により後出血の頻度はわずかに増加する」としている論文が多かったが，継続と休止で有意差はみられないとするものが多かった．また，抗血小板薬単剤を内服している患者では，歯科処置後の後出血は局所止血操作により制御することが可能であり，重篤な出血はみられなかったとされている．一方，抗血小板療法中断による，脳梗塞などの血栓・塞栓症が発症する危険性に関しては，抗血小板薬の休薬により血栓・塞栓は増加するとする報告が多かった．また，血栓・塞栓症は重度の障害をもたらす可能性があることから，最終的に，継続することによる害（出血）はあるが小さいと考えられ，効果（血栓・塞栓の予防）の方が大きいと判断された．

GRADE アプローチによる推奨

「単剤による抗血小板薬（アスピリン，チクロピジン，クロピドグレル，シロスタゾールなど）投与患者に対して，薬剤を継続下で抜歯を行うことを弱く推奨する（SR1.1.1.GRADE 2C：弱い推奨／エビデンスの質"低"）．」

「抗血栓療法患者の継続下の抜歯に対して，局所止血法を行うことを強く推奨する（SR3.1.GRADE 1C：強い推奨／エビデンスの質"低"）．」

「抗血小板薬を短期間休薬した場合，血栓・塞栓症が増加する可能性がある（SR4.1.GRADE 2D：弱い推奨／エビデンスの質"非常に低"）．」

本ガイドライン統括委員会の見解

アスピリンおよびその他の抗血小板薬単剤投与患者に対して普通抜歯を行う際に，薬剤継続下で抜歯を行うことを提案する．その際には，適切な局所止血処置を行う必要がある．

抜歯可能な本数に関して検討した研究はほとんどなく，エビデンスの高い結果は導き出せないが，抜歯本数が多いほど後出血の可能性は増加すると考えられることや，局所止血処置に時間がかかること，処置中の出血量の増加も懸念されることから対応可能な医療機関に相談する等の慎重な対応が必要である．

一方，難抜歯に関しては，検討された研究は少なくエビデンスの高い結果は導き出せないが，適切な局所止血処置を行えば重篤な術中，術後の出血をきたすことはないとされており非休薬下に抜歯を行うことは可能である（2015年ガイドラインCQ2-6）．しかしながら，後出血の可能性は明らかに増加すると考えられることから対応可能な医療機関に相談する等の慎重な対応が必要である．なお，抜歯におけるヘパリンブリッジの有用性は確立されていない．

Topics 6

抗血小板薬を短期間休薬した場合，血栓・塞栓症の発生率が増えるか？
「抗血小板薬を短期間休薬した場合，血栓・塞栓症が増加する可能性がある（SR4.1.）．」

抜歯を対象とした研究はなかったことから，間接的なエビデンスとなるが，心臓以外の手術（抜歯などの局所止血可能な手術は含まれていない）を対象に抗血小板薬の休薬と継続を比較したシステマティックレビューの結果[1]では，継続により術後30日以内の虚血性イベント（末梢虚血，心筋梗塞，脳梗塞）が1,000人中，17人減少（95％信頼区間，39人減少から40人増加）すると報告している．

1. Lewis SR, Pritchard MW, Schofield-Robinson OJ, Alderson P, Smith AF. Continuation versus discontinuation of antiplatelet therapy for bleeding and ischaemic events in adults undergoing non-cardiac surgery. Cochrane Database Syst Rev. 2018 Jul 18;7:CD012584. doi: 10.1002/14651858.CD012584.pub2.

1. 抗血小板療法患者への対応

⑵　新しい抗血小板薬（プラスグレル，チカグレロル）単剤を服用している患者

　近年，比較的新しい抗血小板薬であるプラスグレル，チカグレロルが服用されるようになってきた．プラスグレル，チカグレロルと抜歯に関する研究はまだ少なく，また，プラスグレル，チカグレロルはアスピリンと併用されることが多い．アスピリン，クロピドグレル，チカグレロルのいずれか1剤を継続して抜歯（＊注釈：以下に述べる研究結果はほとんどが普通抜歯に関する研究である）を行った非比較観察研究が1編あり，それぞれ3.2%，4.5%，5.9%に抜歯後出血がみられたがその発生頻度に差はみられず，局所止血処置にて止血可能であっ

た[20]．プラスグレル，チカグレロルを休薬することによる血栓・塞栓症のリスクに関しては，直接的に検討した報告はなかった．しかしながら，間接的なエビデンスとなるが，心臓以外の手術（抜歯などの局所止血可能な手術は含まれていない）を対象に抗血小板薬の休薬と継続を比較したSRの結果[21]では，継続により術後30日以内の虚血性イベント（末梢虚血，心筋梗塞，脳梗塞）が1,000人中，17人減少（95%信頼区間，39人減少から40人増加）すると報告している．

GRADEアプローチによる推奨

「プラスグレルまたはチカグレロル単剤投与患者に対して，薬剤を継続下で抜歯を行うことを弱く推奨する（SR1.1.2.GRADE 2D：弱い推奨／エビデンスの質"非常に低"）．」

「抗血栓療法患者の継続下の抜歯に対して，局所止血法を行うことを強く推奨する（SR3.1.GRADE 1C：強い推奨/エビデンスの質"低"）．」

「抗血小板薬を短期間休薬した場合，血栓・塞栓症が増加する可能性がある．（SR4.1.GRADE 2D：弱い推奨/エビデンスの質"非常に低"）」

本ガイドライン統括委員会の見解

　比較的新しい抗血小板薬であるプラスグレル，チカグレロル単剤投与患者に対して普通抜歯を行う際に，薬剤継続下で抜歯を行うことを提案する．その際には，適切な局所止血処置を行う必要がある．

　抜歯可能な本数に関して検討した研究はほとんどなく，エビデンスの高い結果は導き出せないが，抜歯本数が多いほど後出血の可能性は増加すると考えられることや，局所止血処置に時間がかかること，処置中の出血量の増加も懸念されることから対応可能な医療機関に相談する等の慎重な対応が必要である．

　一方，難抜歯に関しては，検討された研究は少なくエビデンスの高い結果は導き出せないが，適切な局所止血処置を行えば重篤な術中，術後の出血をきたすことはないとされており非休薬下に抜歯を行うことは可能である（2015年ガイドラインCQ2-6）．しかしながら，後出血の可能性は明らかに増加すると考えられることから対応可能な医療機関に相談する等の慎重な対応が必要である．なお，抜歯におけるヘパリンブリッジの有用性は確立されていない．

1. 抗血小板療法患者への対応

（3） 複数の抗血小板薬を服用している患者

日本循環器学会「安定冠動脈疾患における待機的PCIのガイドライン（2011年改訂版）では，経皮的冠動脈形成術（Percutaneous coronary intervention: PCI）時にベアメタルステント（Baremetal stent: BMS）を留置後は，アスピリン（81〜162mg/日；少なくとも1か月間）とクロピドグレル（75mg/日；少なくとも12か月間）の併用投与が推奨されている．また，アスピリン服用の禁忌患者ではクロピドグレル，クロピドグレル禁忌患者ではチクロピジン（200mg/日）を投与する．一方，薬剤溶出性ステント（Drug eluting stent: DES）を留置した場合は，遅発性ステント血栓症の懸念から，より長期の抗血小板療法が望ましいと考えられ，アスピリンとチエノピリジン系の2剤併用を，1年間投与するとされている．

日本におけるDES留置後のステント血栓症の発生率は，30日後0.34%，1年後0.54%，2年後0.77%，3年後1.03%，4年後1.33%，5年後1.6%と増加している（j-Cypher Registry 5年）．また，late thrombosisの13%，very late thrombosisの27%は，抗血小板薬が2剤とも中断されており，発症要因の一つと考えられている．

抗血栓療法を受けている日本人における出血性合併症の発生状況を調査したコホート研究（Bleeding with Antithrombotic Therapy: BAT研究）では，19か月間（中央値）の観察期間における出血性合併症の発生頻度は，抗血小板薬単剤の投与では，1.21%（頭蓋内出血0.34%，その他の重篤な出血0.30%，重症出血0.57%），抗血小板薬2剤の投与では2.00%（頭蓋内出血0.60%，その他の重篤な出血0.40%，重症出血1.00%），ワルファリン単独投与では2.06%（頭蓋内出血0.62%，その他の重篤な出血0.51%，重症出血0.98%），ワルファリンと抗血小板薬の併用では3.56%（頭蓋内出血0.96%，その他の重篤な出血0.82%，重症出血1.78%）となり，抗血小板薬単剤投与に比べて抗血小板薬2剤およびワルファリン単独投与では出血性合併症の発生は約2倍，ワルファリンと抗血小板薬の併用では約3倍になる[22]．

抗血小板薬2剤を併用した患者における抜歯後出血に関するランダム化比較試験はない．コホート研究（＊注釈：以下に述べる研究結果はほとんどが普通抜歯に関する研究である）が3編あり，SRでは，抗血小板薬2剤を併用した患者における抜歯後出血発生率は1.24%（2/162）であった．これは，抗血小板薬単剤使用患者の抜歯後出血発生率2.17%（2/92）と差はなかった[7,23,24]．併用した抗血小板薬も種類は，アスピリン＋クロピドグレルおよびアスピリン＋シロスタゾールが159例と大部分を占め，その他，アスピリン＋ジピリダモール2例，アスピリン＋チクロピジン1例であった．また，新しい抗血小板薬であるプラスグレル，チカグレロルはアスピリンと併用することが多く，アスピリン＋プラスグレル併用患者の出血時間はアスピリン＋チカグレロル併用患者より10分（＋21%）長かったが，局所止血処置にて止血可能であった[25]．アスピリン，クロピドグレル，チカグレロル単剤とアスピリン＋クロピドグレルもしくはチカグレロル2剤を継続して抜歯を行った研究では，全体で4.9%（11/222），それぞれ3.2%，4.5%，5.9%，8.3%に抜歯後出血がみられたがその発生頻度に差はみられず，局所止血処置にて止血可能であった[20]．一方，1文献[7]では，アスピリンとクロピドグレル併用患者では，抜歯後にガーゼを咬む圧迫止血では，抜歯直後の出血は66.7%（22/33）と高頻度に発生していた．

休薬することによる血栓・塞栓症のリスクに関しては，間接的なエビデンスとなるが，心臓以外の手術（抜歯などの局所止血可能な手術は含まれていない）を対象に抗血小板薬の休薬と継続を比較したSRの結果（抗血小板複数剤の内服患者も含んでいる）[21]では，継続により術後30日以内の虚血性イベント（末梢虚血，心筋梗塞，脳梗塞）が1,000人中，17人減少（95%信頼区間，39人減少から40人増加）すると報告している．

GRADE アプローチによる推奨

「複数剤による抗血小板薬投与患者に対して，薬剤継続下で抜歯を行うことを弱く推奨する（SR1.2.GRADE 2C：弱い推奨／エビデンスの質"低"）.」

「抗血栓療法患者の継続下の抜歯に対して，局所止血法を行うことを強く推奨する（SR3.1.GRADE 1C：強い推奨／エビデンスの質"低"）.」

「抗血小板薬を短期間休薬した場合，血栓・塞栓症が増加する可能性がある.（SR4.1.GRADE 2D：弱い推奨／エビデンスの質"非常に低"）」

本ガイドライン統括委員会の見解

抗血小板薬2剤を併用している患者で普通抜歯を行う際に，薬剤継続下で抜歯を行うことを提案する．ただし，併用患者では単剤投与患者に比べて全身的な出血性合併症の頻度，および，局所止血可能であるものの抜歯後出血の頻度は増加する．そのため，抗血小板薬2剤を併用している患者の抜歯では，十分な局所止血処置が必要であり，対応可能な医療機関に相談する等の慎重な対処が求められる．

抜歯可能な本数に関して検討した研究はほとんどなく，エビデンスの高い結果は導き出せないが，抜歯本数が多いほど後出血の可能性は増加すると考えられることや，局所止血処置に時間がかかること，処置中の出血量の増加も懸念されることから対応可能な医療機関に相談する等の慎重な対応が必要である．

一方，難抜歯に関しては，検討された研究は少なくエビデンスの高い結果は導き出せないが，後出血の可能性は明らかに増加すると考えられることから対応可能な医療機関に相談する等の慎重な対応が必要である．なお，抜歯におけるヘパリンブリッジの有用性は確立されていない．

参考文献

1. Ardekian L, Gaspar R, Peled M, Brener B, Laufer D. Does low-dose aspirin therapy complicate oral surgical procedures? J Am Dent Assoc. 2000; 131: 331-5.

2. Medeiros FB, de Andrade AC, Angelis GA, Conrado VC, Timerman L, Farsky P, Dib LL. Bleeding evaluation during single tooth extraction in patients with coronary artery disease and acetylsalicylic acid therapy suspension: a prospective, double-blinded, and randomized study. J Oral Maxillofac Surg. 2011; 69: 2949-55.

3. Brennan MT, Valerin MA, Noll JL, Napeñas JJ, Kent ML, Fox PC, Sasser HC, Lockhart PB. Aspirin use and post-operative bleeding from dental extractions. J Dent Res. 2008; 87: 740-4.

4. Partridge CG, Campbell JH, Alvarado F. The effect of platelet-altering medications on bleeding from minor oral surgery procedures.

   J Oral Maxillofac Surg. 2008; 66: 93-7.

5. Krishnan B, Shenoy NA, Alexander M. Exodontia and antiplatelet therapy. J Oral Maxillofac Surg. 2008; 66: 2063-6.

6. Madan GA, Madan SG, Madan G, Madan AD. Minor oral surgery without stopping daily low-dose aspirin therapy: a study of 51 patients. J Oral Maxillofac Surg. 2005; 63: 1262-5.

7. Lillis T, Ziakas A, Koskinas K, Tsirlis A, Giannoglou G. Safety of dental extractions during uninterrupted single or dual antiplatelet treatment. Am J Cardiol. 2011; 108: 964-7.

8. Napeñas JJ, Hong CH, Brennan MT, Furney SL, Fox PC, Lockhart PB. The frequency of bleeding complications after invasive dental treatment in patients receiving single and dual antiplatelet therapy. J Am Dent Assoc. 2009; 140: 690-5.

9. Cardona-Tortajada F, Sainz-Gómez E,

Figuerido-Garmendia J, de Robles-Adsuar AL, Morte-Casabó A, Giner-Muñoz F, Artázcoz-Osés J, Vidán-Lizari J. Dental extractions in patients on antiplatelet therapy. A study conducted by the Oral Health Department of the Navarre Health Service (Spain). Med Oral Patol Oral Cir Bucal. 2009; 14: e588-92.

10. Morimoto Y, Niwa H, Minematsu K. Hemostatic management of tooth extractions in patients on oral antithrombotic therapy. J Oral Maxillofac Surg. 2008; 66: 51-7.

11. 岩崎昭憲, 三宅 実, 目黒敬一郎, 岡本雅之, 小川尊明, 大林由美子, 長畠駿一郎. 抗凝固・抗血小板療法施行患者における抜歯手術に関する臨床的検討. 歯薬療法. 2008; 27: 17-24.

12. 玉井和樹, 伊介昭弘, 杉崎正志, 田辺晴康. 当科における抗血小板薬内服患者の抜歯における口腔内管理方法について. 日有病歯誌. 2007; 16: 17-22.

13. 谷口佳孝, 占部一彦, 北村龍二. 抗血小板薬服用患者の抜歯-非中断症例の検討-. 阪大歯学誌. 2005; 49: 20-3.

14. 山崎博嗣, 佐野 浩, 川島 康, 水野嘉夫. 抗血小板薬服用患者の歯科小手術後経過に関する検討. 老年歯学. 1996; 11: 3-9.

15. The Scottish Dental Clinical Effectiveness Programme: Management of Dental Patients Taking Anticoagulants or Antiplatelet Drugs-Dental Clinical Guidance. (http://www.sdcep.org.uk/wp-content/uploads/2015/09/SDCEP-Anticoagulants-Guidance.pdf), 2015

16. Randall C. Surgical management of the primary care dental patient on warfarin. Dent Update. 2005 Sep;32(7):414-6, 419-20, 423-4 passim.

17. Douketis JD, Spyropoulos AC, Spencer FA, Mayr M, Jaffer AK, Eckman MH, Dunn AS, Kunz R. Perioperative management of antithrombotic therapy: Antithrombotic Therapy and Prevention of Thrombosis, 9th ed: American College of Chest Physicians Evidence-Based Clinical Practice Guidelines. Chest. 2012;141(2 Suppl):e326S-e350S.

18. Napeñas JJ, Oost FC, DeGroot A, Loven B, Hong CH, Brennan MT, Lockhart PB, van Diermen D. Review of postoperative bleeding risk in dental patients on antiplatelet therapy. Oral Surg Oral Med Oral Pathol Oral Radiol. 2013;115(4):491-9.

19. Armstrong MJ, Gronseth G, Anderson DC, Biller J, Cucchiara B, Dafer R, Goldstein LB, Schneck M, Messé SR. Summary of evidence-based guideline: periprocedural management of antithrombotic medications in patients with ischemic cerebrovascular disease: Report of the Guideline Development Subcommittee of the American Academy of Neurology. Neurology. 2013;80(22):2065-9.

20. Doganay O, Atalay B, Karadag E, Aga U, Tugrul M. Bleeding frequency of patients taking ticagrelor, aspirin, clopidogrel, and dual antiplatelet therapy after tooth extraction and minor oral surgery. J Am Dent Assoc. 2018; 149: 132-8.

21. Lewis SR, Pritchard MW, Schofield-Robinson OJ, Alderson P, Smith AF. Continuation versus discontinuation of antiplatelet therapy for bleeding and ischaemic events in adults undergoing non-cardiac surgery. Cochrane Database Syst Rev. 2018 Jul 18;7:CD012584. doi: 10.1002/14651858.CD012584.pub2.

22. Toyoda K, Yasaka M, Iwade K, Nagata K, Koretsune Y, Sakamoto T, Uchiyama S, Gotoh J, Nagao T, Yamamoto M, Takahashi JC, Minematsu K. Dual antithrombotic therapy increases severe bleeding events in patients with stroke and cardiovascular disease: a prospective, multicenter, observational study. Stroke. 2008; 39: 1740-5.

23. Herman WW, Konzelman JL Jr, Sutley SH. Current perspectives on dental patients receiving coumarin anticoagulant therapy. J Am Dent Assoc. 1997; 128: 327-35.

24. Park MW, Her SH, Kwon JB, Lee JB, Choi MS, Cho JS, Kim DB, Chung WS, Seung KB, Kim KY. Safety of dental extractions in coronary drug-eluting stenting patients without stopping multiple antiplatelet agents. Clin Cardiol. 2012; 35: 225-30.

25. Dézsi BB, Koritsánszky L, Braunitzer G, Hangyási DB, Dézsi CA. Prasugrel Versus Clopidogrel: A Comparative Examination of Local Bleeding After Dental Extraction in Patients Receiving Dual Antiplatelet Therapy. J Oral Maxillofac Surg. 2015; 73: 1894-900.

2. 抗凝固療法患者への対応

(1)　ワルファリン単剤を服用している患者

外科的な歯科治療の際には後出血の懸念があることから，ワルファリン投与を数日間中断し，血液凝固能を回復させてから抜歯が行われていた．しかし，ワルファリンは心房細動患者において脳卒中のリスクを約70%減少させることが知られている[1,2]．また，ワルファリンを抜歯時中断した場合，重篤な血栓・塞栓症が発症するリスクもある．このようにワルファリンを中断することにより，血栓・塞栓症が発症し得ることから，本来であればワルファリンを継続投与のまま抜歯を行うのが望ましい．

抗凝固療法を中止した場合の血栓・塞栓リスクが増加するというエビデンスは，システマティックレビューに採用された4論文[3-6]では，不十分としていた．Randallらはワルファリンを2日間休薬した場合，血栓・塞栓イベント発生のリスクが増加するとしている[3]．しかし，研究デザインが異なるため，正確なリスクを確定することは難しいが，おそらく0.02%から1%の間であろうとしている．1つのシステマティックレビューでは血栓・塞栓イベント発生のリスクは，ワルファリン中止群で0.6%（6/996），ワルファリン継続群で0.4%（1/237）のデータはあるが，血栓・塞栓イベントのリスクをはっきり示すことはできないとしている．Armstrong MJ ら[6]は抗血栓療法を中断した場合の血栓・塞栓リスクについて，結論に導くだけの統計学的精度をもった研究はなかったとしている．ワルファリンを7日以上中止した場合では，血栓・塞栓発生リスクは恐らく高いだろうとしている．また，ワルファリンの休薬の期間により，リスクが異なると考えられるが，これに関するデータはなかった．

ワルファリンを含むビタミンK拮抗型抗凝固薬（VKAs）を継続して外科的な歯科治療を行った際の術後出血について，Randallら[3]は，外科的な歯科治療の際にワルファリンを継続することは歯科治療時の術後出血のリスクを上昇させるとしている．それによると術後出血は9.5%（139/1463）に生じ，そのうち止血パックや再縫合，輸血などを必要とした出血は3.8%（56/1463）であったと報告している．一方，抗凝固療法を施行されていない患者の重大な出血は，1.2%（3/260）と考えられるとしている．また，Nematullahら[4]は，歯科的小手術においてワルファリン通常量での継続治療は，休薬もしくは用量調節をした患者に比較して，術後出血リスクを増加させなかったとしている．相対危険度は，臨床的に問題となるが大出血でない出血（clinically significant non-major bleeding）で0.71，軽度な出血で1.19であった．Douketisら[5]は，歯科的処置時にワルファリンを継続した場合，中止した場合と比べると中等度出血の相対危険度は0.68だったとしている．この結果より，ワルファリンの継続は臨床的に問題となる術後出血のリスクを増加させないとしている．antifibrionolytic agentやトラネキサム酸などの止血剤を併用した際の出血リスクを評価した研究では，止血剤と併用したVKAs継続患者では，臨床的に問題となるが大出血でない出血のリスクが5%以下と低かったとしている．Armstrong MJら[6]は，歯科処置において，抗凝固療法継続群と中止群で臨床的に問題となる術後出血のリスク差は0%であり，ワルファリンは抜歯において臨床的に問題となる術後出血を増加させないだろうと，結論づけている．

これら今回採用された4論文のほとんどが抜歯もしくは根尖の処置を対象としており，2つの研究のみがインプラント埋入を含んでいたが，症例数が非常に少なくインプラント埋入時にVKAsを継続か中止かについては，エビデンスが不十分である．また，エビデンスのほとんどがワルファリン服用患者での研究で，他のVKAsの服用患者での研究はワルファリン服用患者の研究と比較するとデータが欠落しており，エビデンスが不十分である．

以上より，外科的な歯科治療の際に，VKAsを継続することに関連する術後出血のリスクは小さいが確実にみとめられる．また，VKAs

を継続することで血栓・塞栓イベントの発生リスクを抑制する効果も小さい．しかし，術後出血に関連する軽度のトラブルや合併症より，血栓・塞栓イベントに関連する重篤なトラブルや合併症の方が，リスクが高いと判断するのが妥当であると考えられることから，VKAsを継続した方がメリットが大きいと考えられる．また，ワルファリンの休薬の期間により，血栓・塞栓イベントのリスクが異なると考えられるが，これに関するデータはなかった．

ワルファリンを継続投与して抜歯をする際のPT-INRについて，欧米の論文ではワルファリン療法継続下の抜歯に関するランダム化比較試験[7-10]が行われており，Evansら[8]はPT-INR値が≦4.1，Al-Mubarakら[10]はPT-INR値が3.0までならワルファリン継続で抜歯可能としている．2007年の英国のガイドラインでは，PT-INR値が2.0〜4.0の治療域に安定していれば，重篤な出血をおこすリスクは非常に小さくなっている[11]．日本ではランダム化比較試験は行われていないが，多数例での観察研究によるとPT-INR値が3.0までならワルファリン

継続下に抜歯可能との報告がある[12]．日本循環器学会のガイドライン[13,14]では，日本人の至適治療域にPT-INRをコントロールした上でのワルファリン内服継続下での抜歯を推奨している．同ガイドラインによるとワルファリン療法の推奨治療域はPT-INR値2.0〜3.0（70歳以上の高齢者では1.6〜2.6）である．また，日本人での至適治療域PT-INR1.6〜3.0の範囲内であれば，普通抜歯はワルファリン継続下に施行可能であると報告されている[12,15-18]．今回SRに採用された4論文のほとんどは適正な治療域に管理されているワルファリン投与患者が対象であり，治療域を外れている患者では後出血および全身的な出血の危険が高まる可能性があることには注意を要する．

一方，PT-INRが3.0以下でも後出血の頻度や程度にばらつきがみられることは注意が必要である．本ガイドラインのSRチームがレビューを行った結果では，PT-INRが日本人の至適治療域とされる3.0未満でも0.0%から26.6%の頻度で後出血が出現していた．

GRADE アプローチによる推奨

「ワルファリン単剤による抗凝固薬投与患者（適正な治療域の場合）に対して，ワルファリン継続下で抜歯することを弱く推奨する．(SR2.1.1.GRADE 2C：弱い推奨／エビデンスの質"低")．」

「抗血栓療法患者の継続下の抜歯に対して，局所止血法を行うことを強く推奨する (SR3.1.GRADE 1C：強い推奨／エビデンスの質"低")．」

「抗凝固薬を短期間休薬した場合，血栓・塞栓症が増加する可能性がある．(SR4.2.GRADE 2D：弱い推奨／エビデンスの質"非常に低")」

本ガイドライン統括委員会の見解

　ワルファリン単剤の服用患者において普通抜歯を行う際には，これら薬剤を継続投与下に抜歯することを提案する．その際には，PT-INR が疾患における至適治療域（＊）にコントロールされているか確認するとともに，適切な局所止血処置を行う必要がある．しかしながら PT-INR が至適治療域内であっても後出血をきたすことがあることに注意を要する．

　抜歯可能な本数に関して検討した研究はほとんどなく，エビデンスの高い結果は導き出せないが，抜歯本数が多いほど後出血の可能性は増加すると考えられることや，局所止血処置に時間がかかること，処置中の出血量の増加も懸念されることから対応可能な医療機関に相談する等の慎重な対応が必要である．

　一方，難抜歯に関しては，検討された研究は少なくエビデンスの高い結果は導き出せないが，適切な局所止血処置を行えば重篤な術中，術後の出血をきたすことはないとされており非休薬下に抜歯を行うことは可能である（2015 年ガイドライン CQ1-5）．しかしながら，後出血の可能性は明らかに増加すると考えられることから対応可能な医療機関に相談する等の慎重な対応が必要である．なお，抜歯におけるヘパリンブリッジの有用性は確立されていない．

＊各疾患の至適治療域

①非弁膜症性心房細動：70 歳以上　1.6 から 2.6，
　70 歳未満　2.0 から 3.0
　（心房細動治療（薬物）ガイドライン（2013 年改訂版）より）

②人工弁：2.0 から 3.0
　（弁膜疾患の非薬物治療に関するガイドライン（2012 年改訂版）より）

③静脈血栓・塞栓症：1.5 から 2.5
　（肺血栓・塞栓症および深部静脈血栓症の診断，治療，予防に関するガイドライン（2017 年改訂版）より）

2. 抗凝固療法患者への対応

(2) 直接経口抗凝固薬（DOAC）単剤を服用している患者

　抗凝固療法の中心はワルファリンであったが，DOACが発売され，急速に使用患者数が増加している．

　Mauprivezら[19]，Yagyuuら[20]，Yoshikawa[21]らはDOACの継続下での抜歯（＊注釈：以下に述べる研究結果はほとんどが普通抜歯に関する研究である）とワルファリンの継続下での抜歯を比較し，差はなかったとしている．しかし，Miclotteら[22]は，DOACの継続下での抜歯と抗血栓薬を内服していない年齢や抜歯内容をあわせたグループとの比較を行い，術中の出血と術翌日の後出血に差はみられなかったが，術7日目の後出血はDOAC継続下で抜歯した患者に多かったとしている．また，Douketisら[23]はthe ENGAGE AF-TIMI 48 Trialに参加した手術症例（消化管内視鏡，眼科手術等で，歯科治療が13〜14％含まれている）のデータを分析した結果，休薬の有無に関わらず，DOACとワルファリンで，梗塞および塞栓症，重篤な出血，それ以外の臨床上問題となる出血に差がなかったとしている．これら

の結果より，DOAC継続下での抜歯後出血のリスクは，ワルファリン継続下でのリスクと同等と考えられる．

　DOACを継続することに関連する出血リスクは小さいが確実にみとめられる．DOACを継続することで血栓・塞栓イベントの発生リスクを抑制する効果については不明であるが，血栓予防のための治療薬である点を改めて考慮する必要があると考えた．このため，血栓・塞栓イベントに関連するトラブルや合併症の方が，リスクがあると判断するのが妥当であると考えられることから，おそらくDOACを継続した方がメリットが大きいと判断できる．

　Yoshikawaら[21]は，DOAC継続下の抜歯で，DOAC内服6〜7時間以上経過した後に抜歯を行った結果，後出血の頻度は3.1％と低く抑えられたと報告している．この理由として，薬剤の血中濃度の減衰と関連して薬剤の抗血栓効果が経時的に低下することを示し，DOAC内服患者では内服後6時間以上経過した後の抜歯を推奨している．

GRADE アプローチによる推奨

「DOAC 単剤による抗凝固薬投与患者に対して，休薬下の抜歯に比較して，DOAC 継続下で抜歯することを弱く推奨する（SR2.1.2.GRADE 2D：弱い推奨／エビデンスの質"非常に低"）.」

「抗血栓療法患者の継続下の抜歯に対して，局所止血法を行うことを強く推奨する（SR3.1.GRADE 1C：強い推奨／エビデンスの質"低"）.」

「抗凝固薬を短期間休薬した場合，血栓・塞栓症が増加する可能性がある.（SR4.2.GRADE 2D：弱い推奨／エビデンスの質"非常に低"）.」

本ガイドライン統括委員会の見解

DOAC 単剤による抗凝固薬投与患者に対して普通抜歯を行う際には，これら薬剤を継続投与下に抜歯することを提案する．その際には適切な局所止血処置を行う必要がある．後出血を減らすためには，DOAC 血中濃度の推移を念頭に入れた対処が望ましい．

抜歯可能な本数に関して検討した研究はほとんどなく，エビデンスの高い結果は導き出せないが，抜歯本数が多いほど後出血の可能性は増加すると考えられることや，局所止血処置に時間がかかること，処置中の出血量の増加も懸念されることから対応可能な医療機関に相談する等の慎重な対応が必要である．

一方，難抜歯に関しては，検討された研究は少なくエビデンスの高い結果は導き出せないが，後出血の可能性は明らかに増加すると考えられることから対応可能な医療機関に相談する等の慎重な対応が必要である．なお，抜歯におけるヘパリンブリッジの有用性は確立されていない．

Topics7

直接経口抗凝固薬（DOAC）の薬物動態

　DOAC は血中濃度に即した抗凝固作用を示す．薬剤および患者の代謝・排泄能等によって異なるが，内服後 4 時間以内にピーク値に達し，5～12 時間後に血中濃度は半減しその後トラフ値に移行すると考えられている．この薬物動態から考えて DOAC 内服後ピーク値を避けて（6 時間後など）抜歯を行うと出血性合併症が少なくなると考えられる．

新規経口抗凝固薬の薬物動態の特徴

一般名	ワルファリン	ダビガトラン	リバーロキサバン	アピキサバン	エドキサバン
薬剤名	ワーファリン®	プラザキサ®	イグザレルト®	エリキュース®	リクシアナ®
標的因子	Ⅱ, Ⅶ, Ⅸ, Ⅹ	トロンビン（Ⅱ）	Ⅹa	Ⅹa	Ⅹa
Tmax（時間）		1～4	1～3	1～4	1～2
半減期（H：時間）	2～5日	12～17H	5～9H	8～15H	9～11H
生物学的利用率	100%	6.5%	100%（食後）	50%	50%
腎排泄	92%	80%	30～40%	27%	35%
蛋白結合率	99.50%	35%	＞90%	87%	55%
投与回数	1日1回	1日2回	1日1回	1日2回	1日1回
薬物相互作用	CYP2C9	P糖蛋白阻害薬	CYP3A4およびP糖蛋白阻害薬	CYP3A4およびP糖蛋白阻害薬	P糖蛋白阻害薬
粉砕	半分割可	不可	可能	可能	可能
食事の影響（ビタミンK）	有り	無し	無し	無し	無し
抗凝固能モニター	PT-INR	無し	無し	無し	無し
中和剤	ビタミンK2製剤	Idarucizumab（第Ⅲ相）	Andexanet Alfd（第Ⅱ相）	Andexanet Alfd（第Ⅱ相）	PER977（第Ⅲ相）
併用注意（減量を考慮）	NSAIDsほか	ベラパミル	マクロライド系抗菌薬（クラリス）	アゾール系真菌薬	ベラパミル
	痛風治療薬	抗不整脈薬（アミオダロン）	抗真菌薬（フルコナゾール）	HIVプロテアーゼ阻害薬	抗不整脈薬（アミオダロン）
		免疫抑制剤（シクロスポリン）	アトルバスタチン（リピトール）	アトルバスタチン（リピトール）	免疫抑制剤（シクロスポリン）
		タクロリムス			マクロライド系抗菌薬（クラリス）
禁忌（腎機能）		CrCL＜30ml	CrCL＜15ml	CrCL＜15ml	CrCL＜30ml
臨床試験		REE-LY試験	J-ROCKET試験	ARISTOTLE試験	ENGAGWE AF

De Caterina R, et al. J Am Coll Cardiol 59: 1413, 2012[1]より改変

1.　De Caterina R et al. New oral anticoagulants in atrial fibrillation and acute coronary syndromes : ESC Working Group on Thrombosis-Task Force on Anticoagulants in Heart Disease position paper. J Am Coll Cardiol. 2012;59(16) : 1413-25.

参考文献

1. Albers GW. Atrial fibrillation and stroke. Arch Intern Med. 1994; 154: 1443-8.
2. Fuster V, Ryden LE, Cannom DS, Crijns HJ, Curtis AB, Ellenbogen KA, et al. ACC/AHA/ESC 2006 guidelines for the management of patients with atrial fibrillation-Excecutive summary. J Am Coll Cardiol. 2006; 48: 854-906.
3. Surgical Management of the Primary Care Dental patient on Antiplatelet Medication. North West Medicines Information Centre (Randall, 2007).
4. Nematullah A, Alabousi A, Blanas N, Douketis JD, Sutherland SE. Dental surgery for patients on anticoagulant therapy with warfarin: A systematic review and meta-analysis. JADA. 2009; 75: 41a-41i.
5. Douketis JD, Spyropoulos AC, Spencer FA, Mayr M, Jaffer AK, Eckman MH, Kunz R. Perioperative Management of Antithrombotic Therapy: Antithrombotic Therapy and Prevention of Thrombosis, 9th ed: American College of Chest Physicians Evidence-Based Clinical Practice Guidelines. Chest. 2012; 141(2 Suppl): e326S-e350S.
6. Armstrong MJ, Gronseth G, Anderson DC, Biller J, Cucchiara B, Dafer R, Goldstein LB, Schneck M Messé SR. Summary of evidence-based guideline: periprocedural management of antithrombotic medications in patients with ischemic cerebrovascular disease: report of the Guideline Development Subcommittee of the American Academy of Neurology. Neurology. 2013; 80: 2065-2069.
7. Souto JC, Oliver A, Zuazu-Jausoro I, Vives A, Fontcuberta J. Oral surgery in anticoagulated patients without reducing the dose of oral anticoagulant: A prospective randomized study. J Oral Maxillofac Surg. 1996; 54: 27-32.
8. Evans IL, Sayers MS, Gibbons AJ, Price G, Snooks H, Sugar AW. Can warfarin be continued during dental extraction? Results of a randomized controlled trial. Br J Oral Maxillofac Surg. 2002; 40: 248-52.
9. Sacco R, Sacco M, Carpenedo M, Mannucci PM. Oral surgery in patients on oral anticoagulant therapy: A randomized comparison of different intensity targets. Oral Surg Oral Med Oral Pathol Oral Radiol Endod. 2007; 104: e18-e21.
10. Al-Mubarak S, Al-Ali N, Rass MA, Al-Sohail A, Robert A, Al-Zoman K. et al. Evaluation of dental extractions, suturing and INR on postoperative bleeding of patients maintained on oral anticoagulant therapy. Br Dent J. 2007; 203: 1-5.
11. Perry DJ, Noakes TJC, Helliwell PS. Guidelines for the management of patients on oral anticoagulants requiring dental surgery. Br Dent J. 2007; 203: 389-93.
12. Morimoto Y, Niwa H, Minematsu K. Hemostatic management of tooth extractions in patients on oral antithrombotic therapy. J Oral Maxillofac Surg. 2008; 66: 51-7.
13. 2002-2003年度合同研究班報告（日本循環器学会，日本心臓病学会，日本血栓止血学会，日本臨床血液学会，日本神経学会，日本脳卒中学会，日本冠疾患学会，日本心血管インターベンション学会，日本人工臓器学会，日本脈管学会，日本胸部外科学会，日本心血管外科学会，日本小児循環器学会）．循環器疾患における抗凝固・抗血小板療法に関するガイドライン．Circ J. 2004; 68 Suppl Ⅳ: 1153-219.
14. 2006-2007年度合同研究班報告（日本循環器学会，日本心臓病学会，日本心電学会，日本不整脈学会）．心房細動治療（薬物）ガイドライン（2008年改訂版）．Circ J. 2008; 72 Suppl. Ⅳ: 1581-638.
15. 岩崎昭憲，三宅　実，目黒敬一郎，岡本雅之，小川尊明，大林由美子，他．抗凝固・抗血小板療法施行患者における抜歯手術に関する臨床的検討．歯薬療法．2008; 27: 17-24.
16. 矢郷　香，臼田　慎，朝波惣一郎．抜歯と抗血栓療法．呼と循．2006; 54: 993-1000.
17. 新美直哉，各務秀明，熊谷康司，重冨俊雄，宇佐美雄司，上田　実．抗凝固療法施行患者の抜歯における出血管理について－線状アテロコラーゲンの使用経験－．日口外誌．2000; 46: 445-7.
18. 玉置盛浩，今井裕一郎，村上国久，山川延宏，青木久美子，大儀和彦，他．抗凝固療法施行患者における抜歯に関する臨床的検討．口科誌．2007; 56: 46-50.
19. Mauprivez C, Khonsari RH, et al. Management of dental extraction in patients undergoing anticoagulant oral direct treatment:a pilot study. Oral Surg Oral Med Oral Pathol Oral Radiol. 2016; 122: e146-e155.
20. Yagyuu T, Kawakami M, et al. Risks of postextraction bleeding after receiving direct oral anticoagulants or warfarin:a retrospective cohort study. BMJ Open. 2017; 7: e015952.
21. Yoshikawa H, Yoshida M, et al. Safety of

tooth extraction in patients receiving direct oral anticoagulant treatment versus warfarin: a prospective observation study. Int J Oral Maxillofac Surg. 2019 Aug;48(8):1102-1108.

22. Miclotte I, Vanhaverbeke M, et al. Pragmatic approach to manage new oral anticoagulants in patients undergoing dentalextractions:a prospective case-control study. Clin Oral Investig. 2017; 21: 2183-2188.

23. Douketis JD, Murphy SA, et al. Peri-operative Adverse Outcomes in Patients with Atrial Fibrillation Taking Warfarin or Edoxaban: Analysis of the ENGAGE AF-TIMI48 Trial. Thromb Haemost. 2018; 118: 1001-1008.

Topics8

抗凝固薬を短期間休薬した場合，血栓・塞栓症の発生率が増えるか？

「抗凝固薬を短期間休薬した場合，血栓・塞栓症が増加する可能性がある（SR4.2.）.」

ワルファリンに関しては，2つのRCT[1,2]があり，そのメタ解析の結果では中止群に1例のみ血栓・塞栓イベントがみられた．ワルファリンを継続することでの絶対効果は，1,000人中，10人減少（95%信頼区間，20人減少から10人増加）であった．統計学的有意にはいたらないものの，継続により血栓・塞栓イベントは減少する（逆に言うと，休薬により血栓・塞栓の可能性がある）と考えられた．DOACに関するエビデンスは存在しなかったものの，DOACそのものが抗血栓予防に使用されていることから考えると休薬による血栓・塞栓のリスクは存在すると考えられる．

1. Airaksinen KE, Korkeila P, et al. Safety of pacemaker and implantable cardioverter-defibrillator implantation during uninterrupted warfarin treatment--the FinPAC study. Int J Cardiol. 2013; 168: 3679-3682.

2. Sacco R, Sacco M, et al. Oral surgery in patients on oral anticoagulant therapy: a randomized comparison of different intensity targets. Oral Surg Oral Med Oral Pathol Oral Radiol Endod. 2007; 104: e18-21.

3. 抗血小板薬と抗凝固薬の併用患者への対応

「循環器疾患における抗凝固・抗血小板療法に関するガイドライン（2009年改訂版）」によると，抗血栓薬の薬物選択にあたっては，各薬剤の作用機序・薬物動態と薬力学・モニタリングを十分に理解して行うべきと述べられている．また，止血機能を阻害する抗血栓薬の使用はいずれも出血性合併症を増加させることが冒頭で述べられている．

同ガイドラインの中では抗血小板薬と抗凝固薬を併用すべき病態として，僧帽弁狭窄症（クラスⅡa），僧帽弁輪部石灰化（クラスⅡb），人工弁置換術後（クラスⅡ），心筋梗塞（非急性期）（クラスⅠ，Ⅱa），カテーテルインターベンションにおけるステント留置などが推奨されている．これらの病態ではいずれもワルファリンで十分な抗血栓効果が得られなかった場合にアスピリン，またはジピリダモール等を併用することを推奨している．2011年に直接経口抗凝固薬（DOAC）が導入され，冠動脈疾患と心房細動を合併した場合は抗凝固薬と抗血小板薬の併用が必要とされ広く行われつつある．

しかし「循環器疾患における抗凝固・抗血小板療法に関するガイドライン（2009年改訂版）」の中の「抜歯や手術時の対応」では，抜歯においては至適治療域にPT-INRをコントロールした上でのワルファリン内服継続下での抜歯，抗血小板薬の内服継続下での抜歯を推奨しているが，併用療法を行っている患者への対応については言及されていない．併用療法を行っている患者の抜歯後出血に関しては，経口抗凝固薬（ワルファリン）と抗血小板薬（アスピリン）併用の継続下で単純抜歯を行った検討が行われ，併用療法群，抗凝固薬単剤群，抗血小板単剤群の3群の間で出血のリスクは変わらなかったことが報告されている[1]．しかし，併用療法継続下での抜歯後の出血に関してのエビデンスは未だ十分ではなく，ガイドラインを策定するまでの情報が不足している．また，専門家の意見になるが，併用療法を行っている患者では抗凝固状態に個人差が大きいとの意見が多い．

GRADE アプローチによる推奨

「患者間のリスクにばらつきがあり，本ガイドラインでは推奨を行わない．専門医療機関での抜歯が望ましいと考えられる．」

本ガイドライン統括委員会の見解

抗凝固薬と抗血小板薬の併用療法を行っている患者においても，抗凝固薬と抗血栓薬を継続して抜歯を行い，局所止血で対応することが望ましいと考えられるが，両者の併用では，後出血が重篤になる可能性があり，その害は血栓・塞栓症のリスクより大きくなる可能性があること，また，患者間のリスクにばらつきがあることから，対応可能な医療機関に相談する等の慎重な対応が望まれる．

参考文献

1. Bajikin BV, Bajikin IA, et al. The effects of combined oral anticoagulant-aspirin therapy in patients undergoing tooth extractions: A prospective study. J Am Dent Assoc. 2012; 143: 771-776.

4. 抗血小板薬や抗凝固薬に影響を及ぼす薬剤との併用

　抜歯にあたり，術後の疼痛管理のためにNSAIDsやCOX-2阻害薬を投与する機会は多い．NSAIDsは血小板凝集能を抑制しINRPT-INR値を上昇させるなど，ワルファリンや抗血小板薬の作用を増強する可能性があるため，抗血栓薬服用患者におけるNSAIDsやCOX-2阻害薬の投与後の出血性合併症の発生について考慮する必要がある．また，抜歯にあたり，術前および術後に抗菌薬を投与する機会も多く，日本においては，感染のリスクが少ない患者に対しても，処置前後に一定期間抗菌薬を投与されることが一般的である．また，歯性感染症の治療では抗菌薬を長期間投与することもある．そこで，抗血栓薬とNSAIDs，COX-2阻害薬，抗菌薬の相互作用による出血傾向の増強について解説する．

(1) 抗血小板薬やワルファリンに対する鎮痛剤（NSAIDs，COX-2阻害薬，アセトアミノフェン）の作用

　血小板では，シクロオキシゲナーゼ（COX）を介して，アラキドン酸からトロンボキサンA$_2$（TXA$_2$）が生成され，このTXA$_2$が血小板凝集を生じる．歯科で頻用される鎮痛剤（NSAIDs，COX-2阻害薬，アセトアミノフェン）は，作用の強弱はあるものの，COX阻害作用をもっており，それにより抗血小板作用を生じ，出血リスクを高める可能性がある．また，ワルファリン内服患者ではもうひとつのメカニズムで出血リスクが高まる危険性がある．NSAIDsのうちアスピリン，イブプロフェン，ナプロキサンおよびCOX-2阻害薬のセレコキシブは，99%が血漿タンパク質と結合する．そのためワルファリンの血漿タンパク質への結合率が低下し，遊離型のワルファリンが増加するため，ワルファリンの作用が増強すると考えられている[1]．

　ワルファリン服用患者において，NSAIDsとCOX-2阻害薬であるセレコキシブを投与してPT-INR値の変動を比較したランダム化比較試験および症例対照研究では，両薬剤は同程度にPT-INR値を上昇させ，出血性合併症（消化管出血など）の発生率は，非投与症例に比較して両薬剤ともに約30%増加したと報告されている[2,3]．COX-2阻害薬についても，NSAIDsと同程度に術後出血が増加する危険性があると考

えられる[4,5]．しかし，抗血栓療法患者において，直接NSAIDsと抜歯後出血の影響を調査した報告はない．

　アセトアミノフェンは，COX-1およびCOX-2の阻害作用が少なく，抗血小板作用が少ないことから，比較的安全に使用可能であると考えられている[6-9]．しかし，ランダム化比較試験ではワルファリン服用患者において，アセトアミノフェン4g/日を14日間投与すると，PT-INR値はプラセボに比べて有意に上昇すると報告されている[10,11]．また，アセトアミノフェン2g/日を7〜14日間投与すると，PT-INR値はプラセボに比べて有意に上昇するとの比較観察研究もある[12]．現在は日本においてもアセトアミノフェンの1日最大投与量は4gとなっており，アセトアミノフェンを大量に投与する場合は出血傾向の増強に注意が必要である．英国歯科医師会のガイドラインでは，「ワルファリン服用患者では，歯科外科処置後に鎮痛薬として，NSAIDsやCOX-2阻害薬を処方してはならない」とされている[13,14]が，術後の鎮痛のためには両薬剤の投与が行われることが多いので，長期間投与する場合は定期的にPT-INR値を測定し，出血性合併症の発生に注意しつつ必要最小限の量を投与するのが妥当であると考えられる．

GRADE アプローチによる推奨

　関係する論文が少なく検討は行われなかった.

本ガイドライン統括委員会の見解

　抗血小板薬やワルファリン投与中の患者においては, NSAIDs, COX-2阻害薬, アセトアミノフェンの投与は最低必要量に留めることが望ましい. 長期および大量に投与する場合には, 出血性合併症の発生の可能性が高まる可能性があるので, 注意深い対処が必要である.

各 論 17

4. 抗血小板薬や抗凝固薬に影響を及ぼす薬剤との併用

（2） 抗血小板薬やワルファリンに対する抗菌薬の作用

抜歯にあたり，術前および術後に抗菌薬を投与する機会は多く，特に日本では抜歯後に一定期間抗菌薬を投与することが多い．

抗血小板薬服用患者において，抗菌薬による抗血小板作用への影響に関するランダム化比較試験はない．観察研究では，シロスタゾールとマクロライド系抗菌薬（エリスロマイシン）との併用で，シロスタゾールの血中濃度が高く維持され，作用が増強する可能性があるとされるとの報告があるが，出血事象は報告されていない[14]．また，抗血小板薬服用患者の抜歯に関する観察研究では，感染性心内膜炎の予防のために，抜歯1時間前にアモキシシリン2gを1回のみ投与する方法が行われ，抜歯後出血の発生率は0〜2%と低値で，局所止血処置が適切に行われるならば，術後出血の発生は少ないと報告されている[15-18]．

ワルファリン内服患者に関しては，Johnsonらは，小児心疾患患者を対象に抗菌薬投与時のPT-INR値の変動について非比較観察研究を行い，抗菌薬を平均10日間投与すると，大多数の抗菌薬ではPT-INR値は上昇すると報告した[19]．Riceらは，ワルファリン服用患者における抗菌薬投与によるPT-INR値の変動や出血性合併症に関する報告を集計し，表に示すようにレビューを行い，ワルファリン服用患者においては，セフェム系やペニシリン系をはじめとして多くの抗菌薬はPT-INR値を上昇させると報告した[20]．また，ワルファリン服用患者において抗菌薬投与後にPT-INR値が上昇し，重篤な出血性合併症を起こした症例報告[21-23]もみられる．英国歯科医師会のガイドライン[24]およびシステマティック・レビュー[25]では，専門家の意見として，ワルファリン服用患者における通常の歯科治療に際して，1回のみの抗菌薬の予防投与であれば凝固機能は変化しないが，抗菌薬の一定期間以上の長期投与では，ビタミンK産生不足をきたし，出血傾向が生じる可能性があると記載されている．CYP2C9を阻害する薬剤（アゾール系抗真菌薬，プロトンポンプ阻害薬，SSRIなど）の併用によりワルファリンの血中濃度は増加し，逆にCYP2C9を誘導する薬剤（リファンピシン，リトナビルなど）の併用でワルファリンの血中濃度は減弱することも重要である．

GRADEアプローチによる推奨

関係する論文が少なく検討は行われなかった．

本ガイドライン統括委員会の見解

抗血小板薬服用患者の抜歯では，抗菌薬を数日投与しても，局所の止血処置が適切に行われていれば，抜歯後出血のリスクは低いと考えられる．一方ワルファリン内服患者では，抗菌薬の投与によりPT-INRは上昇することから出血リスクは高まることが予想される．明確なエビデンスはないものの，感染性心内膜炎予防ガイドラインのような抜歯前1回，および，術後3日間程度の抗菌薬の投与では，局所の止血処置が適切に行われていれば，抜歯後出血のリスクは低いと考えられる．抗菌薬の投与が長引く場合はPT-INRのモニタリングが必要である．

表 ワルファリンと抗菌薬の相互作用　*2015 ガイドライン p33

	相互作用	PT-INR 値への影響	管理
広域ペニシリン系	可能性あり	上昇	PT-INR 値モニタ
狭域ペニシリン系	経口薬で報告なし	不明	経口薬で特になし
ペニシリン G（静注）	可能性あり	上昇	PT-INR 値モニタ
エリスロマイシン	報告あり	上昇	可能であれば避ける 使用時は PT-INR 値モニタ
メトロニダゾール	報告あり	高度上昇	避ける
テトラサイクリン	可能性あり	上昇	PT-INR 値モニタ
クリンダマイシン	まれ（1回投与では報告なし）	上昇	複数回投与で PT-INR 値モニタ
セファロスポリン系	可能性あり	上昇	PT-INR 値モニタ
アミノグリコシド系	（経口薬で報告少ない）	上昇	経口薬で特になし
グリコペプチド系			
テイコプラニン	報告あり	低下	PT-INR 値モニタ
バンコマイシン	報告あり	軽度上昇	PT-INR 値モニタ

（文献 20 より改変）

各 論 19

4. 抗血小板薬や抗凝固薬に影響を及ぼす薬剤との併用

（3） 直接経口抗凝固薬（DOAC）に対する薬剤の相互作用

DOAC は CYP3A4 と P-糖蛋白の代謝を受けるため，それらを阻害する薬剤との併用は DOAC の作用を増強させ，出血のリスクが増すことが知られており，減量または併用禁忌とされている薬剤があるので注意が必要である[26]．特に口腔カンジダ症で使用するアゾール系抗真菌薬やマクロライド系抗菌薬は併用に注意しなければならない．歯科適応がある薬剤で DOAC の添付文書の中で相互作用により併用禁忌あるいは併用注意として記載がある薬剤は以下の通りである．

ダビガトラン
- **併用禁忌**　抗真菌薬：イトラコナゾール
- **併用注意**　抗菌薬：クラリスロマイシン
　　　　　　　抗痙攣薬：カルバマゼピン（効果減弱）

リバーロキサバン
- **併用禁忌**　抗真菌薬：イトラコナゾール・ボリコナゾール・ミコナゾール・ケトコナゾール
- **併用注意**　抗真菌薬：フルコナゾール・ホスフルコナゾール
　　　　　　　抗菌薬：クラリスロマイシン・エリスロマイシン
　　　　　　　抗痙攣薬：カルバマゼピン（効果減弱）

アビキサバン
- **併用注意**　抗真菌薬：イトラコナゾール・ボリコナゾール・ミコナゾール・ケトコナゾール・フルコナゾール・ホスフルコナゾール
　　　　　　　抗菌薬：アジスロマイシン・クラリスロマイシン・エリスロマイシン・その他のマクロライド系抗菌薬
　　　　　　　抗痙攣薬：カルバマゼピン（効果減弱）

エドキサバン
- **併用注意**　抗真菌薬：イトラコナゾール
　　　　　　　抗菌薬：アジスロマイシン・クラリスロマイシン・エリスロマイシン

GRADE アプローチによる推奨

関係する論文が少なく検討は行われなかった．

本ガイドライン統括委員会の見解

DOAC 投与中の患者では，抜歯後の鎮痛剤（NSAIDs，アセトアミノフェン），および，マクロライド系を除く抗菌薬の投与は，重篤な出血性合併症の増加にはつながらないと考えられる．抗真菌薬の投与は注意が必要である．

参考文献

1. Hersh EV, Pinto A, Moore PA. Adverse drug interactions involving common prescription and over-the-counter analgesic agents. Clinical Therapeutics. 2007; 29: 2477-97.

2. 福本　裕，鈴木康之，重松司朗，吉田奈穂子，来間恵理，薬師寺孝. ワルファリン服用患者の抜歯後における抗凝固状態回復期間に影響する因子について. 日口外誌. 2008; 54: 517-21.

3. Bailey BMW, Fordyce AM. Complications of dental extractions in patients receiving warfarin anticoagulant therapy—A controlled clinical trial. Br Dent J. 1983; 155: 308-10.

4. Cheetham TC, Levy G, Niu F, Bixler F. Gastrointestinal safety of nonsteroidal antiinflammatory drugs and selective cyclooxygenase-2 inhibitors in patients on warfarin. Ann Pharmacother. 2009; 43: 1765-73.

5. Campbell JH, Alvarado F, Murray RA. Anticoagulation and minor oral surgery: Should the anticoagulation regimen be altered? J Oral Maxillofac Surg. 2000; 58: 131-5.

6. 重田崇至，梅田正博，吉武　賢，高橋英哲，渋谷恭之，古森孝英，井堂信二郎，長谷川巧実，李　進彰. 抗血栓療法継続下で抜歯を施行した患者の出血性合併症に関する臨床的検討. 口科誌. 2012; 61: 1-7.

7. van Diermen DE, Aartman IH, Baart JA, Hoogstraten J, van der Waal I. Dental management of patients using antithrombotic drugs: critical appraisal of existing guidelines. Oral Surg Oral Med Oral Pathol Oral Radiol Endod. 2009; 107: 616-24.

8. Beirne OR, Koehler JR. Surgical management of patients on warfarin sodium. J Oral Maxillofac Surg. 1996; 54: 1115-8.

9. Herman WW, Konzelman JL, Sutley SH. Current perspectives on dental patients receiving coumarin anticoagulant therapy. J Am Dent Assoc. 1997; 128: 327-35

10. Garcia DA, Regan S, Henault LE, Upadhyay A, Baker J, Othman M, et al. Risk of thromboembolism with short-term interruption of warfarin therapy. Arch Intern Med. 2008; 168: 63-9.

11. 式守道夫. 経口抗凝血薬療法患者の口腔観血処置に関する臨床的ならびに凝血学的研究—特に維持量投与下での抜歯について. 日口外誌. 1982; 28: 1629-42.

12. Ogiuchi H, Ando T, Tanaka M, Kuwasawa T, Sangu Y, Abe H, et al. Clinical reports on dental extraction from patients undergoing oral anticoagulant therapy. Bull Tokyo Dent Coll. 1985; 26: 205-12.

13. 飯田昌樹，清水　武，五島秀樹，川原理絵，傳田祐也，横林敏夫. 長野赤十字病院口腔外科における抗血栓療法施行患者の抜歯に関する臨床的検討. 新潟歯誌. 2011; 41: 21-6.

14. Chugani V. Management of dental patients on warfarin therapy in a primary care setting. Dent Update. 2004; 31: 379-84.

15. Morimoto Y, Niwa H, Minematsu K. Hemostatic management of tooth extractions in patients on oral antithrombotic therapy. J Oral Maxillofac Surg. 2008; 66: 51-7.

16. Madan GA, Madan SG, Madan G, Madan AD. Minor Oral Surgery Without Stopping Daily Low-Dose Aspirin Therapy- A Study of 51 Patients. J Oral Maxillofac Surg. 2005; 63:1262-5.

17. Brennan MT, Valerin MA, Noll JL, Napenas JJ, Kent ML, Fox PC, et al. Aspirin use and postoperative bleeding from dental extractions. J Dent Res. 2008; 87: 740-4.

18. Partridge CG, Campbell JH, Alvarado F. The effect of platelet-altering medications on bleeding from minor oral surgery procedures. J Oral Maxillofac Surg. 2008; 66: 93-7.

19. Johnson MC, Wood M, Vaughn V, Cowan L, Sharkey AM. Interaction of antibiotics and warfarin in pediatric cardiology patients. Pediatr Cardiol. 2005; 26: 589-92.

20. Rice PJ, Perry RJ, Afzal Z, Stockley IH. Antibacterial prescribing and warfarin: a review. Br Dent J. 2003; 194: 411-5.

21. Steinberg MJ, Moores JF 3rd, Maywood 3rd. Use of INR to assess degree of anticoagulation in patients who have dental procedures. Oral Surg Oral Med Oral Pathol Oral Radiol Endod. 1995; 80: 175-7.

22. Davydov L, Yermolnik M, Cuni LJ. Warfarin and amoxicillin/clavulanate drug interaction. Ann Pharmacother. 2003; 37: 367-370.

23. Wood GD, Deeble T. Warfarin: Dangers with antibiotics. Dental Update. 1993; Oct 20: 350, 352-3.

24. Perry DJ, Noakes TJC, Helliwell PS. Guidelines for the management of patients on oral anticoagulants requiring dental surgery. Br Dent J. 2007; 203: 389-93.

25. Aframian DJ, Lalla RV, Peterson DE. Management of dental patients taking common hemostasisaltering medications. Oral Surg Oral Med Oral Pathol Oral Radiol Endod. 2007; 103(Suppl 1)：S45e1-11.

26. 櫻井まみ，伊勢雄也，他. 直接経口抗凝固薬（DOAC）の特徴と使い分け. 日医大医会誌. 2018; 14: 113-120.

5. 効果的な止血方法

抗血栓薬継続下に抜歯を行う際の効果的な止血処置について述べる．全身的な止血処置のうち，各種薬剤を全身的に投与して行う方法は，少なからず血栓・塞栓症のリスクを高めることになるので，ここでは局所的な止血処置に焦点をあてる．

局所的な止血処置に関したシステマティックレビューは Ockerman ら[1] の報告がある．このシステマティックレビューでは，最終的に 15 のランダム化比較試験が採用されている．これら採用された論文の risk of bias（研究結果に影響を与える因子の状態）の評価では多くの研究で問題は少なかったが，検討された止血方法がさまざまなためメタ解析による検討は行われていない．15 論文のうち，縫合やゼラチンスポンジ，酸化セルロースなどを用いた研究は 4 つであったが，どの止血方法でも抜歯後の出血に関して差はないとしている．Bajkin らは[2]，ほとんどの抜歯処置が，ガーゼ圧迫で止血は十分得られると言及している．この他，日本では応用されていない生薬の検討もあったが，トラネキサム酸に関しては 8 研究が採用されていた．この中で，抗血小板薬の休薬群との比較を行った研究[3]，ワルファリンの休薬群との比較を行った研究[4] では，いずれも出血イベントに差はないとしている．比較的安価な薬剤であるトラネキサム酸の使用は，抗血栓薬の休薬を不要にすると考察されている．

このトラネキサム酸もしくはアミノカプロン酸の抜歯後の止血効果を，ワルファリン内服患者で検討したシステマティックレビュー[5] も報告されている．ここでは 4 研究が採用され，プラシーボ群と比較すると止血効果はあるものの，縫合やガーゼ圧迫といった一般的な止血処置とは差がないとしている．これらの結果に対するエビデンスの確実性は中等度であった．総括して，局所的な止血処置に関し，各方法を順位付けできるエビデンスは存在していなかった．

一方，実際の臨床ではやみくもな止血法の選択でなく，出血部位の確認が必要である．骨面からの出血であれば，骨内の神経に配慮をした上で，電気メスによる凝固，レーザー焼灼や骨ロウの応用があり，慢性炎症で経過した辺縁歯肉に対しては創縁縫合が手段となる[6]．肉芽組織の掻爬に関しては，古くから議論がある[7]．治癒の点からこれを掻爬する必要性がないとする議論である．ただし，肉芽中の血管は脆弱で収縮性に劣るうえ，プラスミノーゲンを活性化させる組織アクチベータを含んでいるため，止血後も血栓が溶解することで再出血しやすいとされている[8]．この点を考慮すると，抗血栓薬継続下での抜歯では，肉芽組織の掻爬は重要と考えられる．またトラネキサム酸の洗口やこれを染み込ませたガーゼの圧迫は，日本で一般的に行われていないが，肉芽組織からの出血には病態生理学的に有効と考えられる．さらに，治癒経過で形成される肉芽組織に対しては，外的刺激を遮断する目的で，保護床を 1 週間装着させること[9] も意義があるといえる．

GRADE アプローチによる推奨

「抗血栓療法患者の継続下の抜歯に対して，局所止血法を行うことを強く推奨する（SR3.1.GRADE 1C：強い推奨/エビデンスの質 "低"）.」

なお，「どのような局所止血法が有用か？」に関しては，どの方法が良いかを示すエビデンスはなかった.

本ガイドライン統括委員会の見解

抗血栓薬を継続下に抜歯する場合，局所止血を行うことを推奨する．どのような局所止血処置を行えば良いかに関するエビデンスはないが，十分な圧迫止血に加えて，縫合やゼラチンスポンジ，酸化セルロースなどの局所止血材の使用は止血効果を高める．また，持続的な圧迫効果や外的刺激を遮断する目的で，保護床の使用は効果的であると考えられる．脆弱な炎症性肉芽組織の存在は，後出血の原因となると考えられることから，十分な抜歯窩の掻爬が必要である.

参考文献

1. Ockerman A, Miclotte I, et al. Local haemostatic measures after tooth removal in patients on antithrombotic therapy: a systematic review. Clinical Oral Investigations. 2018; doi: 10.1007/s00784-018-2576-x.
2. Bajkin BV, Selakovic SD, et al. Comparison of efficacy of local hemostatic modalities in anticoagulated patients undergoing tooth extractions. Vojnosanit Pregl. 2014; 71: 1097-1101.
3. Sammartino G, Marenzi G, et al. Local delivery of the hemostatic agent tranexamic acid in chronically anticoagulated patients. J Craniofac Surg. 2012; 23: e648-652.
4. Borea G, Montebugnoli L, et al. Tranexamic acid as a mouthwash in anticoagulant-treated patients undergoing oral surgery. An alternative method to discontinuing anticoagulant therapy. Oral Surg Oral Med Oral Pathol. 1993; 75: 29-31.
5. Engelen ET, Schutgens RE, et al. Antifibrinolytic therapy for preventing oral bleeding in people on anticoagulants undergoing minor oral surgery or dental extractions. Cochrane Database Syst. 2018; Rev. 7: CD012293.
6. ガイドライン作成合同委員会. 科学的根拠に基づく抗血栓療法患者の抜歯に関するガイドライン 2015 年版. 東京：学術社；2015. 49-50 頁.
7. 上條雍彦：図説口腔解剖学 3 脈管学. 東京：アナトーム社；1967. 588-590 頁.
8. 野間弘康，金子　譲：カラーアトラス抜歯の臨床. 224 頁，東京：医歯薬出版株式会社；1991.
9. ガイドライン作成合同委員会：科学的根拠に基づく抗血栓療法患者の抜歯に関するガイドライン 2015 年版. 東京：学術社；2015. 51 頁.

6. 抗血栓薬休薬時の対応

　周術期に抗血栓薬を安易に中止すると，何らかの血栓・塞栓症を発症するリスクを否定することはできない．したがって，継続できる場合は抗血栓薬継続下で観血的医療処置を行い，継続できない場合には休薬せざるを得ないが，血栓・塞栓症のリスクが高まることなど，十分な説明と同意が必要である．

　抗血栓療法患者の周術期管理に関しては，2012 年に発表された米国胸部疾患学会（ACCP）ガイドライン第 9 版[1]において，血栓・塞栓症リスクの高い心房細動患者では，術前にワルファリンを中断し，ヘパリンによるブリッジングが推奨されている．わが国における循環器疾患関連のガイドライン[2,3]においても，予測出血量の多い中〜大手術において抗凝固薬の手術前の一時的な中止とヘパリンによるブリッジングが推奨されている．周術期の抗血栓療法実施に関する既存のガイドライン[4]では，周術期ワルファリンの投与について，①手術前にワルファリンの一時的な中止が必要な場合，手術の約 5 日前に投与を中止すること，②術前に中止したワルファリンは，適切な止血がなされたうえで手術後約 12〜24 時間後に再開すること，③人工弁，心房細動，深部静脈血栓を有する患者において，血栓・塞栓症のリスクが高い場合はヘパリンによるブリッジングを行うこと，血栓・塞栓症のリスクが低い場合はブリッジングの必要なく，血栓・塞栓症のリスクが中等度の場合は個々の症例に応じて選択することとされている．

　ブリッジングとして未分画ヘパリンの静脈内投与が行われている場合は，ヘパリンを手術の 4〜6 時間前に中止し，低分子ヘパリンの皮下注射によるブリッジングが行われている場合は，術前最後の投与は手術の約 24 時間前に行

うこととされている．また，出血リスクの高い手術の際は，手術後 48〜72 時間の間でヘパリンの投与を再開することが推奨されている．

　一方，小手術である抜歯については，過去のランダム化比較試験[5-11]で，ワルファリン継続群とワルファリンの一時的休薬によるヘパリンブリッジング群を比較した結果，両群で術後出血や血栓・塞栓症の発症に明らかな有意差は認められなかった．既存のガイドライン[2-4]においても，抜歯についてはヘパリンによるブリッジングの必要性はなく，至適治療域にコントロールされたワルファリン継続下での処置が推奨されている．さらに，虚血性心疾患予防のためアスピリンを併用している場合にも，抜歯に際してはアスピリン継続下で行うことが推奨されている．また，DOAC については，十分なエビデンスは確立されていないが，ワルファリンに準じて継続下での抜歯が勧められている．

　口腔外科手術など，より侵襲的で出血リスクが高い場合には日常的にヘパリンブリッジングが行われている．しかし，侵襲的手術や処置においても，特に血栓・塞栓症リスクの低い患者におけるヘパリンブリッジを推奨する根拠は乏しいのが現状である．また，重篤な出血（頭蓋内出血，口腔出血）の報告[12,13]や，ヘパリンブリッジングによる医療コストの問題もあることから，その適応には危険性と有効性を考慮し，患者への十分な説明と同意を得る必要がある．また，ヘパリンによる代替療法を行っても，観血的医療処置に伴う出血が生体の凝固系を亢進させることや術中にはヘパリンを投与できないことから，休薬に伴う血栓・塞栓症のリスクを完全に取り除くことは不可能なので，休薬時は必ず十分な説明に基づく同意文書が必要である（総論 9/24 頁を参照）．

参考文献

1. Gould MK, Garcia DA, et al. Prevention of VTE in nonorthopedic surgical patients: Antithrombotic Therapy and Prevention of Thrombosis, 9th ed: American College of Chest Physicians Evidence-Based Clinical Practice Guidelines. Chest. 2012;141(2 Suppl):e227S-77S.

2. 2002-2003年度合同研究班報告(日本循環器学会，日本心臓病学会，日本血栓止血学会，日本臨床血液学会，日本神経学会，日本脳卒中学会，日本心臓病学会，日本冠疾患学会，日本心血管インターベンション学会，日本人工臓器学会，日本脈管学会，日本胸部外科学会，日本心血管外科学会，日本小児循環器学会).循環器疾患における抗凝固・抗血小板療法に関するガイドライン．Circ J. 2004; 68 Supple IV: 1153-219.

3. 2006-2007年度合同研究班報告(日本循環器学会，日本心臓病学会，日本心電学会，日本不整脈学会).心房細動治療(薬物)ガイドライン(2008年改訂版).Circ J. 2008; 72 Supple. IV: 1581-638.

4. Douketis JD, Spyropoulos AC, et al. Perioperative management of antithrombotic therapy: Antithrombotic therapy and prevention of thrombosis, 9th ed. American College of Chest Physicians Evidence-Based Clinical Practice Guidelines: CHEST 2012; 141(2 Suppl): e326S-50S

5. Ardekian L, Gaspar R, et al. Does Low-Dose Aspirin Therapy Complicate Oral Surgical Procedures? JADA 2000; 131: 331-35.

6. Evans IL, Sayers MS, et al. Can warfarin be continued during dental extraction? Results of a randomized controlled trial. Br J Oral Maxillofac Surg. 2002; 40: 248-52.

7. Sacco R, Sacco M, et al. Oral surgery in patients on oral anticoagulant therapy: a randomized comparison of different INR targets. Oral Surg Oral Med Oral Pathol Oral Radiol Endod. 2007; 104: e18-21.

8. Bajkin BV, Popovic SL, et al. Randomized prospective trial comparing bridging therapy using low molecular-weight heparin with maintenance of oral anticoagulation during extraction of teeth. J Oral Maxillofac Surg. 2009; 67: 990-5.

9. 森本佳成，丹羽　均，米田卓平，他．抗血栓療法患者の抜歯における出血管理に関する検討．口科誌．2004; 53: 74-80.

10. 牧浦倫子，矢坂正弘，峰松一夫．抗凝固療法患者の抜歯時の出血管理．脳卒中．2005; 27: 424-7.

11. 森本佳成，丹羽均，米田卓平，他．抗血栓療法患者の歯科治療における出血管理に関する検討．口歯医会誌．2006; 25: 93-8.

12. Bloomer CR. Excessive hemorrhage after dental extractions using low-molecular-weight heparin (Lovenox) anticoagulation therapy. J Oral Maxillofac Surg. 2004; 62: 101-3.

13. Garcia DA, Regan S, et al. Risk of thromboembolism with short-term interruption of warfarin therapy. Arch Intern Med. 2008; 168: 63-9.

Ⅳ. GRADE アプローチによる
推奨とその根拠

要旨

本ガイドラインにおける GRADE アプローチによる推奨は、本邦で抗血栓療法を受けており，抜歯（普通抜歯）が必要であると診断された患者（主に日本人）が、科学的根拠に基づき安全に抜歯処置を受けられることを目的に作成された。

推奨

「抗血栓薬（抗血小板薬，ワルファリン（適正な治療域の場合），DOAC）の服用患者において，これら薬剤（単剤または複数剤，ただし抗血小板薬と抗凝固薬の併用の場合は除く）を継続下に抜歯することを弱く推奨する．（GRADE 2D：弱い推奨/ エビデンスの質"非常に低"）」

「抗血栓療法患者の継続下の抜歯に対して，局所止血を行うことを強く推奨する．（GRADE 1C：強い推奨／エビデンスの質"低"）」

1.
本診療ガイドラインでの臨床の疑問とシステマティックレビュー

1. Analytic framework と包括的疑問（KQ: Key Question）

⑴ Analytic framework

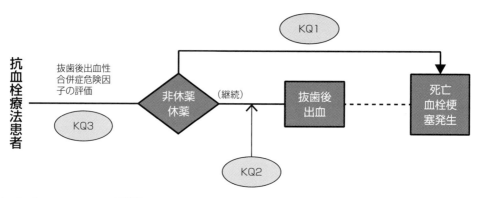

【Analytic framework の解説】

　抗血栓療法中の患者の抜歯において，投与中の抗血栓薬を休薬することは血栓・塞栓を惹起する可能性がある．また，抗血栓薬を継続して抜歯した場合は，抜歯後出血をきたす可能性がある．従って，抗血栓療法中の患者の抜歯においては休薬，継続両者の効果と害のバランス等を考慮して，休薬するのが良いか継続が良いか決定する必要がある．また，休薬・継続の判断において，後出血を予測できる検査や，後出血を予防できる処置があれば，休薬・継続の判断に大きな影響を及ぼすことになる．

⑵ 包括的疑問（KQ: Key Question）

KQ1 抗血栓薬の服用患者において，薬剤を休薬に対して，薬剤を継続のまま抜歯が良いか

KQ2 術後の止血処置によって，休薬の有無が異なるか（どのような止血処置が簡便で有用か）

KQ3 ワルファリン継続で抜歯する場合，PT-INR の検査を行うべきか（できれば PT-INR の適正値を表示）

【包括的疑問の解説】

　上記 Analytic framework を踏まえ，抗血栓療法を受けている患者の抜歯に当たり包括的な疑問として，薬剤を休薬すべきか，継続のままが良いか，止血方法により休薬の有無が異なるか（良い止血方法があるか），休薬の判断を行う上で参考とすべき検査値があるかを設定した．抗血栓薬の中でワルファリンのみが実際に行われている検査があることから，KQ3 に関しては，薬剤をワルファリンにかぎり検討を行うこととした．

　抗血栓薬には，いろいろな種類や服用方法がある．一般歯科医師や医療スタッフにわかりやすいガイドラインとするために，それぞれについて，また，各種組み合わせに関してシステマティックレビュー（SR）を行い，同じような推奨になる場合は，できる限りまとまった推奨文を作成することとした．

2. 包括的疑問（KQ）とシステマティックレビュー（SR）

KQ1 抗血栓薬の服用患者において，薬剤を休薬に対して，薬剤を継続のまま抜歯が良いか

SR1 抗血小板薬投与患者

SR1.1. 単剤⇒SR1.1.1.抗血小板薬，SR1.1.2.プラスグレルまたはチカグレロル

SR1.2. 複数剤⇒SR1.2.1. 抗血小板薬，SR1.2.2. 抗血小板薬とプラスグレルまたはチカグレロル，SR1.2.3. プラスグレルまたはチカグレロル

SR1.3. 他の抗血栓薬を併用している

SR1.4. 他剤(抗血栓薬の効果に影響を及ぼす)服用

SR2 抗凝固薬投与患者

SR2.1. 単剤⇒SR2.1.1. ワルファリン，SR2.1.2. 直接経口抗凝固薬（Direct Oral Anti Coagulants：DOAC）

SR2.2. 複数剤⇒SR2.2.1. ワルファリンの複数剤，SR2.2.2. ワルファリンとDOACの複数剤，SR2.2.3.DOACの複数剤

SR2.3. 他の抗血栓薬を併用している

SR2.4. 他剤(抗血栓薬の効果に影響を及ぼす)服用

SR4 短期間休薬した場合，血栓・塞栓症の発生率が増えるか

SR4.1. 抗血小板薬投与患者

SR4.2. 抗凝固薬投与患者

KQ2 術後の止血処置によって，休薬の有無が異なるか（どのような止血処置が簡便で有用か）

SR3 抗血栓療法患者の継続下の抜歯

SR3.1. 局所止血法を行わないのに比較して，行うことが有用か

SR3.2. どのような局所止血法が有用か

KQ3 ワルファリン継続で抜歯する場合，PT-INRの検査を行うべきか（できればPT-INRの適正値を表示）

SR5 PT-INRの検査を行うべきか

＜備考＞

1）抗血栓薬とは，経口抗血小板薬（アスピリン，チエノピリジン誘導体等）と経口抗凝固薬（ワルファリン，DOAC等）を合わせた総称とする．ただし，血栓溶解薬，低分子ヘパリン，ヘパリノイド，静注用抗トロンビン薬，血液凝固阻止薬，等の取扱いについては規定しない．

2）抗血栓薬：以下の4群に分ける
・抗血小板薬：アスピリン・チクロピジン・クロピドグレル・シロスタゾール
・プラスグレルまたはチカグレロル
・ワルファリン：ビタミンK阻害型経口抗凝固薬
・直接経口抗凝固薬（DOAC）：direct oral anticoagulants，NOAC：non-vitamin K antagonist oral anticoagulant，トロンビン阻害薬・第Xa因子阻害薬

3）KQ1は，他の出血性素因，肝機能障害，重度の糖尿病，透析治療などを併発してない通常リスクの患者を対象とする．

4）抜歯とは，参考文献1.のTable 1 Post-operative bleeding risks for dental procedures のLow risk の 手 術（Simple extractions（1–3, with restricted wound size, Incision and drainage of intraoral swellings, Detailed six-point full periodontal examination, Root surface instrumentation（RSI）, Direct or indirect restorations with subgingival margins）を基本とする．High risk（Complex extractions, adjacent extractions that will cause a large wound, or more than three extractions at once, Flap raising procedures（Elective surgical extractions, Periodontal surgery, Preprosthetic surgery, Periradicular surgery, Crown lengthening, Dental implant surgery）, Gingival recontouring, Biopsies）は，基本的に対象としないが，それらを分けて結果を出している研究でエビデンスがまとめることができれば，それに対する推奨文も作成する．よって，higher risk には，手術的な埋伏抜歯・歯根端切除術などが含まれる．必要ならば，抜歯の内容（A：歯肉を剥離せず行える普通抜歯（non surgical extraction），歯肉を剥離，場合によっては骨を一部削除する（surgical extraction），埋伏歯（impacted tooth extraction），B：1本抜歯 vs 複数本抜歯)による分類を行う．抜歯と表現したのは，一般開業医が馴染み

やすいからである.

5) 出血の定義（日本の現状に合わせて委員会で決定した，旧CPGの定義とも同じである）

術中出血：手術中の出血.

術後出血：止血処置（30分の圧迫止血を含む局所止血）が終了した後に再度出血したもの.

遅発性出血は抜歯から概ね数日後（a few days）に出血したもの.（30分は，旧CPGのCQ1-7より採用した）

重篤な出血性合併症の定義：ヘモグロビンが2g/dl以上低下する出血，入院処置が必要な出血，もしくは輸血を要する出血.

6) 術直後の止血処置は含嗽・止血材・縫合・止血床を行う場合も含む.ただし含嗽薬など日本で使用されてない研究は，サブグループとする.

7) 術直後の止血は,創部に対する局所止血(含嗽・止血材・縫合・止血床)とする.ヘパリン置換などを用いた全身的な治療を必要としない.また，止血用シーネ除去，抜糸までの期間は，創部の遅延性の後出血がなくなるまでとするが，直接的な研究があれば，それも記載する.

8) 短期間の休薬による，血栓・塞栓症発生率に関しては，抜歯以外の他の分野の小手術でのエビデンスが適応できるので，別のKQとした.短期間とは，抜歯後の創部からの遅延性の後出血もないとされるまでの期間とする.短期間の休薬による，血栓・塞栓症発生率に関しては，抗血栓薬の休薬ということであるので，従来薬でも新規薬でも同様と考えられるので，従来薬によるエビデンスを準用できるとする.ただし，今後新規薬において，歯科以外の手術や内視鏡処置で休薬する場合の死亡率,生存率.血栓・塞栓発生率が従来薬と異なるというエビデンスが報告されれば，システマティックレビューを行うこととする.現時点では，［参考消化器内視鏡CPG追補2017］にもエビデンスは記載されていない.

＊［参考消化器内視鏡CPG追補2017］：経口抗凝固薬の休薬リスク：経口抗凝固薬による抗凝固療法を受けている患者の休薬に伴う血栓・塞栓症のリスクは様々であるが，一度発症すると重篤なことが多いため，抗凝固療法中の症例は全例を高危険群として対応することが望ましい.消化器内視鏡処置におけるワルファリンの休薬による血栓・塞栓合併症について，ワルファリンを休止した1,137回（987例）のうち1.06％（12回）で脳卒中を発症したとの報告がある[2].その中でも，80歳以上，脳卒中既往あり，高脂血症既往ありの場合，有意に休薬による脳卒中の発生頻度が高いと報告されている.この報告の中では，休薬中に発症した脳卒中の重症度は記載されていないが，心原性脳塞栓症の既往のある患者の経口抗凝固薬の休薬は，血栓・塞栓症再発の頻度が高いことをあらためて認識すべきである.

9) 抗凝固薬で継続を行わずに手術を行う場合，ヘパリンブリッジングという方法が用いられることがある.2015年にDouketisらが，ヘパリンの代わりにプラセボ薬を投与して，ヘパリンブリッジングと休薬の比較をしたところ血栓・塞栓症の発生率に有意差がないとするランダム化比較試験を報告した[3].そして，Yongらは，それらを統合したメタ分析も報告し，ヘパリンブリッジングと休薬の比較のエビデンスが存在する[4].歯科でヘパリンブリッジングを行うことはないため，ヘパリンブリッジングと休薬の比較は，直接性が異なると考えて採用しないこととした.

10) 術前検査（血液検査（凝固））に対しては，ワルファリン服用患者に対するPT-INRなど術前の検査によって術後出血のリスクが想定できる場合は，術前検査値を提示する（本診療ガイドラインが想定する患者は,適正範囲内の患者とする）.抗血小板薬における出血時間に関しては，行わない施設が多いため，常時参考とはしないと考えられる.なお，［参考消化器内視鏡CPG追補

2017］には，「DOAC は血中濃度を測定できるが，個々人で凝固能，抗凝固能は異なるため，同量の薬剤を投与していても実際の抗凝固効果は様々である．DOAC の抗凝固効果の判定には実際に凝固時間法での判断が必要で，可能であれば処置前には APTT ならびに PT を測定し参考とすることが望ましい[5, 6]」とある．以上を検討した結果，本委員会では，DOAC の測定は行わないことを前提として作成することとした．

3. 推奨の程度とエビデンスの確実性
■推奨の強さ
「1」：強く推奨する
「2」：弱く推奨する（提案する）

■エビデンスの確実性
A（高）：効果の推定値に強く確信がある
B（中）：効果の推定値に中程度の確信がある
C（低）：効果の推定値に対する確信は限定的である
D（非常に低）：効果の推定値がほとんど確信できない

＊推奨の程度は 4 段階で，連続している．
推奨に明確なグレード付けを行うことのメリットはデメリットを上回ると判断している．すなわち，推奨の強さを 2 つに分類することには，患者，臨床家，政策決定者に明確な方向性を提示できるメリットがある．
注意：下図の高さは，推奨の強さをイメージするものではない．

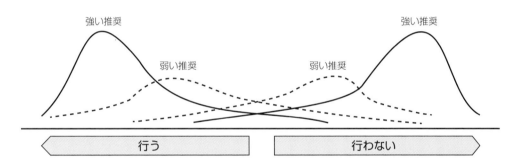

参 考 文 献

1. Scottish Dental Clinical Effectiveness Programme（SDCEP）2015. Management of dental patients taking anticoagulants or antiplatelet drugs. Dental Clinical Guidance. Available from: http://www.sdcep.org.uk/wp-content/uploads/2015/09/SDCEP-Anticoagulants-Guidance.pdf
2. Blacker DJ, Wijdicks EF, McClelland RL. Stroke risk in anticoagulated patients with atrial fibrillation undergoing endoscopy. Neurology. 2003; 61: 964-8.
3. Douketis JD, Spyropoulos AC, Kaatz S, Becker RC, Caprini JA, Dunn AS, Garcia DA, Jacobson A, Jaffer AK, Kong DF, Schulman S, Turpie AG, Hasselblad V, Ortel TL; BRIDGE Investigators. Perioperative Bridging Antico-

agulation in Patients with Atrial Fibrillation. N Engl J Med. 2015 Aug 27; 373(9): 823-33. doi: 10.1056/NEJMoa1501035. Epub 2015 Jun 22.
4. Yong JW, Yang LX, Ohene BE, Zhou Y1, Wang ZJ. Periprocedural heparin bridging in patients receiving oral anticoagulation: a systematic review and meta-analysis. BMC Cardiovasc Disord. 2017 Dec 13; 17(1): 295. doi: 10.1186/s12872-017-0719-7.
5. Buckinghamshire Healthcare NHS Trust/ Aylesbury Vale and Chiltern Clinical Commissioning Groups. Dabigatran, Rivaroxaban, Edoxaban and Apixaban for Atrial Fibrillation（AF), 313FM-version 5. 15th June 2016. http://www.bucksformulary.nhs.uk/docs/

Guideline_313FM.pdf.
6. American College of Cardiology. Coagulation Assays and the New Oral Anticoagulants. Date：Jun 22, 2015. http://www.acc.org/lat-

est-in-cardiology/articles/2015/06/22/12/06/coagulation-assays-and-the-neworal-antico-agulants#sthash.2DLQHODV.dpuf.

2.

推奨とその根拠

Key Question（KQ）1　包括的疑問 1

抗血栓薬の服用患者において，薬剤を休薬に対して，薬剤を継続のまま抜歯が良いか

「抗血栓薬（抗血小板薬，ワルファリン（適正な治療域の場合），DOAC）の服用患者において，これら薬剤（単剤または複数剤，ただし抗血小板薬と抗凝固薬の併用の場合は除く）を継続下に抜歯することを弱く推奨する．（GRADE 2D：弱い推奨／エビデンスの質 “非常に低”）」

＊短期間の休薬による血栓・塞栓イベントのリスクの増加は，わずかか不明であったが，抜歯後出血の合併症よりも致死的リスクがあることより，休薬に対して継続が優位と判断した．

＊ワルファリンに関しては適正な治療域であることを評価すること．適正な治療域でなければ，問い合わせすること．

＊抜歯は，普通抜歯（non-surgical extraction, simple extraction）であり，いわゆる難抜歯（surgical extraction, complex extraction）は本ガイドラインの対象としていない．

＊通常の止血処置（圧迫止血）およびその他の止血処置（含嗽・局所止血材・縫合・止血床）を行う場合も含む．

＊糖尿病・肝機能障害・腎機能障害などハイリスク患者は対象としない．

＊ワルファリンの適正な治療域であっても，抜歯後出血が生じる場合があるので，十分に注意すること．

【KQ1 の解説】

本臨床疑問（キークエスチョン KQ）における抗血栓薬には，いろいろな種類や服用方法（組み合わせ）がある．薬剤を4種類（従来から使用されている抗血小板薬，比較的新しいプラス

グレルまたはチカグレロル，ワルファリン，DOAC）に分けて，それぞれ単剤・複数剤・組み合わせ，および，他剤服用（抗血栓薬に対して相互作用が考えられる薬剤）の組み合わせに関してシステマティックレビュー（SR）を行ったが，ほぼ同様の結果が得られたため，包括的な推奨を得ることができた．

従来行われてきた抗血栓薬の休薬下での抜歯と比較して継続下での抜歯における，望ましい効果として，最も重大なアウトカムが，血栓・塞栓イベントの減少であり，望ましくない効果としてのアウトカムは術後出血（重篤な出血性合併症および局所止血で止血可能な小出血）とした．

エビデンスの集積に関しては，例えば従来よりの抗血小板薬やワルファリンなどは，既存の診療ガイドラインが数多くあり，新しくエビデンスを検討する必要はないと考え，前回の本診療ガイドラインとスコットランド診療ガイドラインを参考とした．そして，プラスグレルまたはチカグレロル，DOAC に関して，新たに出版された SR ならびに当委員会で SR を行った．

詳細は，各 SR を参照して欲しいが，いずれの分類でも血栓・塞栓イベントの減少は，わずか・小さい・不明（エビデンスの確実性低～非常に低）と望ましい効果は小さかった（抗血栓

薬の治療の流れより，休薬に比較して継続した場合にイベントが減少するという研究は存在せず，継続に比較して休薬した場合にイベントが増加するという研究のみであることより，継続に比較して休薬した場合にイベントが小さく増加した場合に，休薬に対して継続の望ましい効果が小さく存在するとした）．一方，致死性の出血のエビデンスはなく，局所止血処置で止血可能な小出血は，小さい・さまざま・不明（エビデンスの確実性低〜非常に低）と望ましくない効果も小さかった．

パネル会議で，血栓・塞栓イベントの減少は，局所止血で止血可能な小出血と比較すると，患者にとって価値が高く，たとえ効果が小さくても必要不可欠であると評価された．よって，望ましい効果と望ましくない効果のバランスは，望ましい効果が大きいといずれの分類でも判定された．

よって，短期の休薬と継続の違いで（わが国において）患者の支払いコストが推奨の決定に影響しないことより，いずれの分類でも継続を弱く推奨するとした．

そのため，包括的な推奨文として，薬剤ごとの推奨でなく，抗血栓薬の継続を弱く推奨するとした．

KQ1：EtoD 表（Evidence to decision table）

	判断	リサーチエビデンス	備考
エビデンスの確実性	効果に関する全体的なエビデンスの確実性の程度は何ですか？ ●非常に低：SR1.1.2. SR1.2. SR1.3.（SR2.3.）SR2.1.2. SR4.1. SR4.2. ●低：SR1.1.1. SR1.2.1. SR2.1.1. ○中： ○高： ○採用研究なし	・SR1.1.1. SR1.2. SR2.1.1. は，いずれも SDCEP 診療ガイドラインを利用した．彼らの参考とした複数のシステマティックレビュー（SR），診療ガイドライン（CPG）に対するコメントから低と判断している． ・SR1.1.2. SR1.3.（SR2.3.）SR2.1.2. の出血のリスクに関するエビデンスは少数の観察研究のみであった． ・SR4.1. は低と評価された SR を利用したが，非直接性の点から，1 段階下げている． ・SR4.2. は，ワルファリンと DOAC に分け検討した．ワルファリンに関しては 2 つのランダム化比較試験（RCT），DOAC に関してはエビデンスはなく，非常に低いと判断している．	
価値観と意向	主要なアウトカムをどの程度重視するかについて不確実性がありますか？ ●不確実性またはばらつきあり：SR1.3.（SR2.3.） ○不確実性またはばらつきの可能性あり ●不確実性またはばらつきはおそらくなし：SR1.1.1. SR1.1.2. SR1.2. SR2.1.1. SR2.1.2. SR4.1. SR4.2. ○不確実性またはばらつきはなし	・SDCEP 診療ガイドラインで利用された論文の Devereaux 2001 と MacLea 2012 では，間接的なエビデンスとなるが，患者は歯科処置に付随する出血合併症を避けるより，血栓・塞栓症を避けることに重きを置くことが示唆されている． ・国内の抗血栓療法患者 48 名に対するアンケート調査（楠 2004）では，ばらつきがみられている（休薬群で約 70％が安心であった，継続群で約 35％が安心であったと回答）． ・抗血栓療法患者 43 名の未発表データであるが，継続しても出血のリスクが変わらず，中断すると血栓梗塞イベントが増える可能性を解説後に行ったアンケート調査で，約 79％が継続を希望した． ・SR1.3.（SR2.3.）では，患者間で，リスクに対するばらつきがあると考えられた．	

| 効果のバランス | 望ましい効果と望ましくない効果のバランスは介入もしくは比較対照を支持しますか？

○比較対照が優位
○比較対照がおそらく優位：
○介入も比較対照もいずれも優位でない
●おそらく介入が優位：
　SR1.1.1. SR1.1.2. SR1.2.
　SR2.1.1. SR2.1.2.
○介入が優位
●さまざま：SR1.3.
　（SR2.3.）
○わからない： | ・SR1.1.1. では，出血リスクがより，小さいながらも高い．継続による効果（<u>血栓・塞栓イベントのリスクが増加しないこと</u>）は中程度である．
・SR1.1.2. では，出血リスクはわずか，継続による効果もわずかであった．
・SR1.2. では，出血リスクは小さいながらも高い．継続による効果はわずかである（抗血小板薬とプラスグレルまたはチカグレロルの複数剤に関するエビデンスは存在しなかった）．
・SR2.1.1. では，出血リスクは小さいながらも高い．継続による効果も小さい．
・SR2.1.2. では，出血リスクは小さいながらも高い．継続による効果はわからなかった．

＊上記（SR1.1.2. SR1.2.1. SR1.2.2. SR2.1.1. SR2.1.2）のすべての SR に関して，出血に関連するアウトカムや合併症より，血栓・塞栓イベントに関連するアウトカムや合併症の方が，リスクがあると判断するのが妥当であることより，おそらく介入（継続）が優位と判断した．
・SR1.3.（SR2.3.）では出血リスクは小さいながらも高い．継続による効果はわからなかった．ただし，単剤の場合と比べ，出血リスクにおいて，重篤になる場合が考慮され，効果のバランスはさまざまとした． | |
| 必要資源量 | 資源要件（コスト）はどの程度大きいですか？

○大きなコスト
○中等度のコスト
○無視できるほどのコストの増加や節減
○中等度の節減
○大きな節減
●さまざま
○わからない | ・止血処置に関しては（局所止血を応用した時），ゼラチンスポンジの薬価は小さなものでスポンゼル 240.5 円，ゼルフォーム 185.4 円，酸化セルロース（サージセル・アブソーバブル・ヘモ スタット）はガーゼ型，綿状の小さなサイズの薬価で 903 円，1,532.9 円である．止血床（保護床）の日本の社会保険歯科診療報酬点数は，装置自体で 650 ～ 1,500 点である（H30 年度）．なお，トラネキサム酸の洗口やこれを染み込ませたガーゼの圧迫は，日本での保険適応はない．
・抜歯後の止血処置に関しては，日本の社会保険歯科診療報酬点数は，470 点である． | |

推奨のタイプ	SR	確実性	行わないことを強く推奨する	行わないことを弱く推奨する	行うこと・行わないこ とのいずれかについて 条件付きの推奨	行うことを弱く推奨する	行うことを強く推奨する
	抗血小板薬単剤	低				○	
	プラスグレルまたはチカグレロル単剤	非常に低				○	
	抗血小板薬複数剤	低				○	
	抗血小板薬と抗凝固薬の併用	非常に低			なし		
	ワルファリン単剤	低				○	
	DOAC単剤	非常に低				○	

KQ1 のための各 SR の推奨とその根拠

SR1.1.1.

SR1.1.1. 単剤による抗血小板薬投与患者に対して，休薬下の抜歯に比較して，継続下の抜歯が可能か？
「単剤による抗血小板薬（アスピリン，チクロピジン，クロピドグレル，シロスタゾールなど）投与患者に対して，薬剤を継続下で抜歯を行うことを弱く推奨する．（GRADE 2C：弱い推奨 / エビデンスの質 "低"）」

【SR1.1.1. の解説（詳細は EtoD 表，SR の経過を参照）】

抗血小板薬には多くの種類があるが，アスピリンに関する研究が多くその他の薬剤に限った研究は少なかった．研究は観察研究が多く，全体的にエビデンスの確実性は低いと判断された．

抗血小板薬の休薬下での抜歯と比較して継続下での抜歯における，望ましい効果は血栓・塞栓イベントの減少である．本 SR の結果では，エビデンスの確実性は低いまたは非常に低いと判断されているものの，「抗血小板薬の休薬により血栓・塞栓症は増加する」とする報告が多く，効果は中等度であると判断した．

抗血小板薬の休薬下での抜歯と比較して継続下での抜歯における害は，後出血の増加である．本 SR で採用した論文では，「継続により後出血の頻度はわずかに増加する」としている論文が多かったが，継続と休止で有意差はみられないとするものが多かった．継続下での抜歯による害は小さいと考えられた．

益と害のバランスに関しては，継続することによる害（後出血）はあるが小さいと考えられ，効果（血栓・塞栓症の減少効果）の方が大きいと判断された．

価値観に関しても，患者および医師は抜歯後の後出血を避けるより，休薬による血栓・塞栓症の発生に重きを置くことが確認された．

これらの結果から，本ガイドラインでは，「単剤による抗血小板薬投与患者に対して，薬剤継続下で抜歯を行うことを弱く推奨する）．」こととした．

GRADE 8

SR1.1.1.　EtoD 表

疑問

単剤の抗血小板薬は歯科治療において継続するべきか，休薬するべきか？	
対象（患者）　抗血小板薬内服患者 介入（治療）　抗血小板薬継続下での抜歯処置 対照　　　　　抗血小板薬休薬下での抜歯処置	利用した診療ガイドライン，システマティックレビュー **G5, G2, SR2, G3** 【SDCEP 診療ガイドライン引用】

G5　Surgical Management of the Primary Care Dental patient on Antiplatelet Medication. North West Medicines Information Centre（Randall 2010）.

G2　Perioperative Management of Antithrombotic Therapy（Douketis 2012）.

SR2　Review of postoperative bleeding risk in dental patients on antiplatelet therapy（Napenas 2013）.

G3　Periprocedural management of antithrombotic medications in patients with ischemic cerebrovascular disease: Report of the Guideline Development Subcommittee of the American Academy of Neurology（Armstrong 2013）.

評価

	判断	リサーチエビデンス	備考
エビデンスの確実性	効果に関する全体的なエビデンスの確実性の程度は何ですか？ ○非常に低 ●低 ○中 ○高 ○採用研究なし	**アスピリン単剤療法について** **【血栓・塞栓イベントに関して】** ・G5 と G3 だけが血栓・塞栓イベントのリスクを考慮しているが，どちらも実際のリスクの増加の正確な推測には不十分なエビデンスである．しかしながら，アスピリンの休薬が脳卒中あるいは心筋梗塞のリスクの増加に恐らく関連するとした． **【出血に関して】** ・4 つの文献（G5, G2, SR2, G3）において，歯科治療時にアスピリンを継続した患者では臨床的に問題となる周術期の出血（clinically significant perioperative bleeding）が有意に増加したものはなかった．このエビデンスは 16 以上の研究からなりたっているが，大部分が観察研究であった． ・SR2 の出血に関するアウトカムについて，エビデンスの確実性は，GRADE アプローチの基準で低と評価した．これはエビデンスが無作為化比較試験よりも主に観察研究に由来していることと，研究が少数例で，コントロール群の設定がなされていなかったものを含むことによる． **【その他】** ・G2 では，エビデンスの確実性を非常に低あるいは低と評価していた（GRADE アプローチ）． **クロピドグレルについて** **【血栓・塞栓イベントに関して】** ・G5 では，冠動脈ステント留置患者は血栓・塞栓イベントが高リスクであり，ステントの閉塞の最も大きなリスク因子がクロピドグレルの早期の休止と述べている．しかし，エビデンスの確実性が不明である．	

【出血に関して】
・ほとんどのエビデンスがアスピリンに関連するものである一方，G5，SR2 および G3 はクロピドグレル単剤内服患者総計 50 名超，クロピドグレルとアスピリン併用患者 100 名超の研究を含んでいた．これら全ての研究は，いずれの出血のアウトカムも低い質とした SR2 に含まれていた．

ジピリダモールについて
・シピリダモールに関連する歯科的研究は存在しなかった．

薬剤に限定されない評価の記載
・G5 での出血のアウトカムについては，エビデンスが SR2（GRADE アプローチ分類に従い低とした）に含まれていたので，評価しなかった．
・G5 での血栓・塞栓症のアウトカムに関して，いくつかの研究が観察研究でコントロール群の設定がなされていなかったことから，エビデンスの確実性は GRADE アプローチ分類で，おそらく低と評価される．

| 効果（血栓・塞栓イベントのリスク） | 予想される効果は大きいですか？（血栓・塞栓イベントのリスクを効果としているので，効果が大きいほど休薬が害となることに注意）

○わずか
○小さい
●中程度
○大きい
○さまざまである
○わからない | G5 での内容：
・コホート研究および症例対照研究の結果から，脳卒中と心筋梗塞はイベントの約 10 日前からの抗血小板薬の休薬と関連していたとしている．
・外科処置の前にアスピリンを休薬することは，血栓・塞栓イベントのリスクを 0.005% 増加させる可能性がある（1 つの研究より）．
・深刻な心臓の有害事象は，冠動脈ステント留置患者におけるクロピドグレルあるいはクロピドグレル・アスピリン併用療法の休薬あるいは中断と関連している．

G3 での内容（注意：いずれも G3 によると case control study（Class II）である．これを GRADE アプローチに従って考えると，以下のアスピリン休薬で脳卒中あるいは一過性脳虚血発作のリスク増加に関するエビデンスの確実性は非常に低となる）：
・アスピリンの休薬は，おそらく脳卒中あるいは一過性脳虚血発作のリスクの増加と関連するとしている（Level B- 恐らく効果的，特定の集団におけるある条件下では非効果的あるいは有害【Level B 分類には少なくとも 1 つの Class I の研究あるいは 2 つの一貫性のある Class II の研究が必要】）
・脳卒中の推定発症リスクはアスピリン休薬期間により異なる．2 週間ではリスク比は 1.97 であった．4 週間ではオッズ比は 3.4，5 か月ではリスク比は 1.40 であった（Class II の研究）．無作為化比較試験（2010 年）では，主要心血管イベントと脳卒中／一過性脳虚血発作の発症率はアスピリン群では 2.7%（3/109 例），プラセボ群では 9.0%（10/111 例）とされていた．この無作為化比較試験は G5 には含まれていなかった．また，1 週間の休薬の記載はなかった． | |

害（出血のリスク）	予想される害は小さいですか？ ○大きい ○中等度 ●小さい ○わずか ○さまざまである ○わからない	**G5 での内容：** 抗血小板薬を内服する患者の出血時間は延長する．抗血小板薬単剤を内服している患者では，歯科処置後の後出血は局所止血操作により制御することが可能である． **G2 での内容：** ・歯科治療を受ける患者において，いくつかの少数例の無作為化比較試験とコホート研究で ASA（アセチルサリチル酸；アスピリン）継続による致死的出血発症の増加は示されなかった． ・クロピドグレル単剤を内服する患者を含んだ研究はなかったので，クロピドグレルを内服する患者の歯科処置に関する推奨はなされなかった．非心臓手術でのクロピドグレルの周術期での継続について評価した3つのコホート研究では，処置が非歯科処置であるので直接的なエビデンスはないが，クロピドグレル継続による出血率の増加が示された． **SR2 での内容：** ・抗血小板薬単剤あるいは2剤併用患者と対象群との間で，術中の過度の出血の発症に有意差はなかった．（2つのコホート研究から，対象群 1.0%（1/100 例）と比較して，抗血小板薬群（アスピリンあるいは，アスピリンとクロピドグレル併用あるいは，アスピリンとクロピドグレル，シロスタゾール併用）での術中の過度の出血（>30ml）の発生率は 2.0%（3/151 例）であった．） ・大部分の研究で，抗血小板薬単剤あるいは2剤併用療法中の患者で遅発性の術後出血はみられなかった．遅発性の術後出血が報告された患者は 0%であった（全7研究, 0/345 例）が，抗血小板薬単剤あるいは2剤併用療法で 1.4%（2/141 例）とする報告もあった． **G3 での内容：** ・歯科手術を受ける患者において，アスピリンは軽度の出血を増加させることはない，ことを非常に確実としている（2つの Class I の研究，2つの Class II の研究）．

効果のバランス	望ましい効果と望ましくない効果のバランスは介入もしくは比較対照を支持しますか？ ○比較対照が優位 ○比較対照がおそらく優位 ○介入も比較対照もいずれも優位でない ●おそらく介入が優位 ○介入が優位 ○さまざま ○わからない	抗血小板薬を継続することに関連する出血リスクは，小さいながらも高い．また継続することによる効果（血栓・塞栓イベントのリスクが増加しないこと）は中程度であり，介入（継続）が優位と判断した．	
価値観と意向	主要なアウトカムをどの程度重視するかについて不確実性がありますか？ ○不確実性またはばらつきあり ○不確実性またはばらつきの可能性あり ●不確実性またはばらつきはおそらくなし ○不確実性またはばらつきはなし	間接的なエビデンスとなるが，患者は，それぞれの潜在的アウトカムを考慮したとき，歯科処置に付随する出血合併症を避けるより，血栓を避けることに重きを置くことが示唆された．内科医師を対象とした研究では，心房細動の患者はアスピリン内服による1.3人（100人あたり，2年間）の脳梗塞のリスクの予防のために14.7人の出血性イベントはすすんで許容するであろうと結論付けている（Devereaux 2001）．研究間で著明な差異が認められるが，より最近のシステマティックレビューでは，脳卒中または心筋梗塞より，重大な出血の方が優先されるとしている（MacLean 2012）．しかし，ここでの利用可能なエビデンスは，歯科治療に関連した出血への患者選択を明確に評価することより，一過性で非治療による出血イベントを考慮している．	
その他			

SR1.1.2.

> SR1.1.2. プラスグレルまたはチカグレロル単剤投与患者に対して，休薬下の抜歯に比較して，継続下の抜歯が可能か？
>
> 「プラスグレルまたはチカグレロル単剤投与患者に対して，薬剤を継続下で抜歯を行うことを弱く推奨する．（GRADE 2D：弱い推奨／エビデンスの質"非常に低"）」

【SR1.1.2. の解説（詳細は EtoD 表，SR の経過を参照）】

本 SR に採用された論文は Retrospective な検討1論文，および，抜歯に関係ない SR でああり，エビデンスの確実性は非常に低い.

プラスグレルまたはチカグレロル単剤休薬下での抜歯と比較して継続下での抜歯における，望ましい効果は血栓・塞栓イベントの減少である．本 SR では，術後 30 日以内の虚血性イベント（末梢虚血，心筋梗塞，脳梗塞）は，休薬・継続で差がないと判断されており，エビデンスの確実性は非常に低いと判断されているものの，継続による血栓・塞栓イベントリスクの減少効果は少ないと判断した.

プラスグレルまたはチカグレロル単剤休薬下での抜歯と比較して継続下での抜歯における害は後出血の増加である．本 SR で採用した論文では，休薬と継続で比較したものはないが，抗血小板薬の継続により止血機能は低下していると考えられていることから，継続下の抜歯による害はわずかと考えられた.

益と害のバランスに関しては，継続することに関連する出血リスクはわずかであった．また，継続することによる効果（血栓・塞栓イベントの減少効果）も，わずかであった．しかし，出血に関連するアウトカムより，血栓・塞栓イベントに関連するアウトカムや合併症の方が，リスクがあると判断することが妥当であることより，おそらく介入（継続）が優位と判断した.

価値観に関しても，患者および医師は抜歯後の後出血を避けるより，休薬による血栓・塞栓症の発生に重きを置くことが確認された.

これらの結果から，本ガイドラインでは，「プラスグレルまたはチカグレロル単剤による抗凝固療法中の患者に対して，薬剤継続下で抜歯を行うことを弱く推奨する．」こととした.

SR1.1.2. EtoD 表
疑問

単剤の抗血小板薬（プラスグレルまたはチカグレロル）は歯科治療において継続するべきか，休薬するべきか？	
対象（患者） 抗血小板薬（プラスグレルまたはチカグレロル）内服患者	
介入（治療） 抗血小板薬（プラスグレルまたはチカグレロル）継続下での抜歯処置	
対照 抗血小板薬（プラスグレルまたはチカグレロル）休薬下での抜歯処置	

・Doganay O, Atalay B, et al: Bleeding frequency of patients taking ticagrelor, aspirin, clopidogrel, and dual antiplatelet therapy after tooth extraction and minor oral surgery. J Am Dent Assoc 149: 132-138, 2018.
・Lewis SR, Pritchard MW, et al.: Continuation versus discontinuation of antiplatelet therapy for bleeding and ischaemic events in adults undergoing non-cardiac surgery. Cochrane Database Syst. 2018; Rev. 7: CD012584.

評価

	判断	リサーチエビデンス	備考
エビデンスの確実性	効果に関する全体的なエビデンスの確実性の程度は何ですか？ ●非常に低 ○低 ○中 ○高 ○採用研究なし	・抜歯後出血に関して，採用した論文は1つの retrospective study［Doganay 2018］であるが，継続群と休薬群の比較でなく，薬剤間での比較となっている． ・血栓・塞栓イベントのリスクに関しては，抜歯以外の手術を受けた患者の研究からなる SR［Lewis 2018］を利用した．このSRでのエビデンスの確実性は低であったが，非直接性の点から，1段階下げている．	
効果（血栓・塞栓イベントのリスク）	予想される効果は大きいですか？（血栓・塞栓イベントのリスクを効果としているので，効果が大きいほど休薬が害となることに注意） ●わずか（継続による血栓・塞栓イベントのリスクの減少の効果は，少ないということ） ○小さい ○中程度 ○大きい ○さまざまである ○わからない	SR4.1.： ［Lewis 2018］では，術後30日以内の虚血性イベント（末梢虚血，心筋梗塞，脳梗塞）の評価で，抗血小板薬を継続することでの絶対効果は，1,000人中，17人減少（95%信頼区間，39人減少から40人増加）であった．ここでは，4研究616症例を対象としているが，抜歯などの症例は除かれている（出血による輸血や再手術が不要と思われる程度の侵襲の手術は除外されている）．	
害（出血のリスク）	予想される害は小さいですか？ ○大きい ○中等度 ○小さい ●わずか ○さまざまである ○わからない	［Doganay 2018］は，アスピリン（123例），クロピトグレル（22例），チカグレロル（17例），アスピリン＋クロピトグレル（60例）の各薬剤の継続下での口腔外科手術あるいは抜歯術の研究で，群間内で差はみられなかったとされた．	

効果のバランス	望ましい効果と望ましくない効果のバランスは介入もしくは比較対照を支持しますか？ ○比較対照が優位 ○比較対照がおそらく優位 ○介入も比較対照もいずれも優位でない ●おそらく介入が優位 ○介入が優位 ○さまざま ○わからない	抗血小板薬（プラスグレルまたはチカグレロル）を継続することに関連する出血リスクは，わずかであった．また，継続することによる効果（血栓・塞栓イベントのリスクが増加しないこと）も，わずかであった．しかし，出血に関連するアウトカムや合併症より，血栓・塞栓イベントに関連するアウトカムや合併症の方が，リスクがあると判断するのが妥当であることより，おそらく介入（継続）が優位と判断した．	
価値観と意向	主要なアウトカムをどの程度重視するかについて不確実性がありますか？ ○不確実性またはばらつきあり ○不確実性またはばらつきの可能性あり ●不確実性またはばらつきはおそらくなし ○不確実性またはばらつきはなし	間接的なエビデンスとなるが，患者は，それぞれの潜在的アウトカムを考慮したとき，歯科処置に付随する出血合併症を避けるより，血栓を避けることに重きをおくことが示唆された．内科医師を対象とした研究では，心房細動の患者はアスピリン内服による1.3人（100人あたり，2年間）の脳梗塞のリスクの予防のために14.7人の出血性イベントはすすんで許容するであろうと結論付けている（Devereaux 2001）．研究間で著明な差異が認められるが，より最近のSRでは，脳卒中または心筋梗塞より，重大な出血のほうが優先されるとしている（MacLea 2012）．しかし，ここでの利用可能なエビデンスは，歯科治療に関連した出血への患者選択を明確に評価することより，一過性で非治療による出血イベントを考慮している．【スコットランドCPG 2015から引用】	
その他			

SR1.2.

SR1.2.　複数剤による抗血小板薬投与患者に対して，休薬下の抜歯に比較して，継続下の抜歯が可能か？
「複数剤による抗血小板薬投与患者に対して，薬剤継続下で抜歯を行うことを弱く推奨する．（GRADE 2C：弱い推奨／エビデンスの質"低"）」

【SR1.2. の解説（詳細は EtoD 表，SR の経過を参照）】
　抗血小板薬の組み合わせは種々（SR1.2.1. 抗

血小板薬複数剤，SR1.2.2. 抗血小板薬とプラスグレルまたはチカグレロル，SR1.2.3. プラスグレルまたはチカグレロル複数剤）想定されたが，プラスグレルまたはチカグレロル同士の組み合わせは臨床で行われておらず，また，他の組み合わせに関しては利用できるエビデンスが限られていることから，まとめて推奨を検討することとなった．本SRに採用された論文の多くは単剤と複数剤の比較（複数剤投与と継続の直接的比較ではない）でありエビデンスの確実性は不明，または，採用したSR論文の中でもエビデンスの質は低いと評価されており，全体的にエビデンスの確実性は低いと判断された．

抗血小板薬複数剤の休薬下での抜歯と比較して，継続下での抜歯における望ましい効果は血栓・塞栓イベントの減少である．本SRの結果では，エビデンスの確実性は低いと判断されているものの，「深刻な血栓・塞栓症の発症は，抗血小板薬の休薬と関連する」との記載が多く，効果はあると考えられた．しかしながら，効果の大きさに関する記載はなく，効果はわずかと判断した．

抗血小板薬（複数剤）の休薬下での抜歯と比較して，継続下での抜歯における害は後出血の増加である．本SRで採用した論文では，複数剤継続は単剤継続に比べて「後出血の頻度は差がない」「後出血の頻度は増加する」との結果が混在していたが，複数剤で出血のリスクが多いとするエビデンスはなかった．しかしながら，抗血小板薬単剤でも後出血のリスクはあるとい

う判断から，出血のリスクは小さいと判定した．

益と害のバランスに関しては，継続することによる害（後出血）はあるが小さく，一方効果（効果：血栓・塞栓症の減少）もわずかと考えられたが，致死的な出血の可能性はほとんどなく，一方，血栓・塞栓症は致死的障害に至る可能性があることから，血栓・塞栓症のリスクの方が大きいと判断し，おそらく介入（継続）の方が優位と判断した．

価値観に関しても，患者および医師は抜歯後の後出血を避けるより，休薬による血栓・塞栓症の発生に重きを置くことが確認された．

これらの結果から，本ガイドラインでは，「複数剤による抗血小板薬投与患者に対して，薬剤継続下で抜歯を行うことを弱く推奨する．」こととした．

SR1.2. EtoD表
疑問

複数剤の抗血小板薬は歯科治療において継続するべきか，休薬するべきか？	
対象（患者） 複数剤の抗血小板薬内服患者 介入（治療） 複数剤の抗血小板薬継続下での抜歯処置 対照 複数剤の抗血小板薬休薬下での抜歯処置	利用した診療ガイドライン，システマティックレビュー G5, G2, SR2, G3 【SDCEP 診療ガイドライン引用】

G5　Surgical Management of the Primary Care Dental patient on Antiplatelet Medication. North West Medicines Information Centre（Randall 2010）.

G2　Perioperative Management of Antithrombotic Therapy（Douketis 2012）.

SR2　Review of postoperative bleeding risk in dental patients on antiplatelet therapy（Napenas 2013）.

G3　Periprocedural management of antithrombotic medications in patients with ischemic cerebrovascular disease: Report of the Guideline Development Subcommittee of the American Academy of Neurology（Armstrong 2013）.

評価

	判断	リサーチエビデンス	備考
エビデンスの確実性	効果に関する全体的なエビデンスの確実性の程度は何ですか？ ○非常に低 ●低 ○中 ○高 ○採用研究なし	**クロピドグレル単剤療法あるいはアスピリン／クロピドグレル2剤併用療法について** 【血栓・塞栓イベントに関して】 ・G5では，冠動脈ステント留置患者は血栓・塞栓イベントが高リスクであり，ステントの閉塞の最も大きなリスク因子がクロピドグレルの早期の休止と述べている．しかし，エビデンスの確実性が不明である． 【出血に関して】 ・ほとんどのエビデンスがアスピリンに関連するものである一方，G5，SR2およびG3はクロピドグレル単剤内服患者総計50名超，クロピドグレルとアスピリン併用患者100名超の研究を含んでいた．2剤併用療法患者では術直後の術後出血は高い発生率であったが，遅発性の術後出血はみられず，実施された止血処置は術後出血の管理に十分であることが示された．これら全ての研究は，いずれの出血のアウトカムも低い質としたSR2に含まれていた．	
効果（血栓・塞栓イベントのリスク）	予想される効果は大きいですか？（血栓・塞栓イベントのリスクを効果としているので，効果が大きいほど休薬が害となることに注意） ●わずか ○小さい ○中程度 ○大きい ○さまざまである ○わからない	G5での内容： ・コホート研究および症例対照研究の結果から，脳卒中と心筋梗塞はイベントの約10日前からの抗血小板薬の休薬と関連していたとしている． ・深刻な心臓の有害事象は，冠動脈ステント留置患者におけるクロピドグレルあるいはクロピドグレル・アスピリン療法の休薬あるいは中断と関連している．	
害（出血のリスク）	予想される害は小さいですか？ ○大きい ○中等度 ●小さい ○わずか ○さまざまである ○わからない	G5での内容： ・アスピリンとクロピドグレルの2剤を内服している患者での出血リスクに関して，利用可能なエビデンスはほとんどないが，後ろ向き研究により，このリスクは抗血小板薬単剤と同等であると示されている（SR2ではより多くの研究を含んでいる）． ・クロピドグレルとアスピリンあるいはプラスグレルとアスピリンの2剤併用療法の患者では歯科処置後の出血イベントの発生率が同等である（3.8%，1/26例，2.9%，1/34例）．歯科処置時の抗血小板薬2剤併用療法継続下での出血リスクに関するエビデンスはない．	

G2 での内容：
43 症例での後ろ向きコホート研究では，アスピリンとクロピドグレル併用療法を受けている 29 例における歯科処置での安全性が評価されており，抗血小板薬 2 剤併用継続下での出血のエピソードはみられなかった．

SR2 での内容：
・抗血小板薬単剤あるいは 2 剤併用患者と対照群との間で，術中の過度の出血の発症に有意差はなかった．（2 つのコホート研究から，対照群 1.0%（1/100 例）と比較して，抗血小板薬群（アスピリンあるいは，アスピリンとクロピドグレル併用あるいは，アスピリンとクロピドグレル，シロスタゾール併用）での術中の過度の出血（>30ml）の発生率は 2.0%（3/151 例）であった．）
・抗血小板薬単剤あるいは対照群と比較して（抗血小板薬単剤と対照群では有意差なし），抗血小板薬 2 剤併用療法では術直後の術後出血の発症率が明らかに増加していた．アスピリンとクロピドグレル併用では歯科治療後 60 分未満の出血の発症率は 66.7%（22/33 例），アスピリンあるいはクロピドグレル単剤では 2.6%（2/78 例），対照群では 0.4%（2/532 例）であった．他の研究では，アスピリンとクロピドグレル併用では 40%（4/10 例），アスピリン単剤では 6%（1/17 例）（対照群なし）であった．さらに別の研究では，アスピリン単剤では 0%（0/51 例），抗血小板薬単剤あるいは 2 剤併用療法では 0.6%（1/155 例）であった．
・大部分の研究で，抗血小板薬単剤あるいは 2 剤併用療法中の患者で遅発性の術後出血はみられなかった．遅発性の術後出血が報告された患者は 0%であった（全 7 研究，0/345 例）が，抗血小板薬単剤あるいは 2 剤併用療法で 1.4%（2/141 例）とする報告もあった．

G3 での内容：
・歯科手術を受ける患者において，抗血小板薬 2 剤併用療法は，クロピドグレル単剤よりも出血リスクを増加させない（1 つの Class Ⅱ 研究）．

【本診療ガイドラインでの追加の検討と判断】
抗血小板薬とプラスグレルまたはチカグレロルとの併用療法での出血のリスクに関するエビデンスは，新規に SR を行ったがエビデンスは存在しなかった．なお，1 剤よりも複数剤の方が，出血リスクは多いであろうという判断から，出血のリスクは小さいと判定した．

効果のバランス	望ましい効果と望ましくない効果のバランスは介入もしくは比較対照を支持しますか？ ○比較対照が優位 ○比較対照がおそらく優位 ○介入も比較対照もいずれも優位でない ●おそらく介入が優位 ○介入が優位 ○さまざま ○わからない	抗血小板薬を継続することに関連する出血リスクは，小さいながらも高い．また継続することによる効果（血栓・塞栓イベントのリスクが増加しないこと）はわずかである．しかし，出血に関連するアウトカムや合併症より，血栓・塞栓イベントに関連するアウトカムや合併症の方が，リスクがあると判断するのが妥当であることより，おそらく介入（継続）が優位と判断した．	
価値観と意向	主要なアウトカムをどの程度重視するかについて不確実性がありますか？ ○不確実性またはばらつきあり ○不確実性またはばらつきの可能性あり ●不確実性またはばらつきはおそらくなし ○不確実性またはばらつきはなし	間接的なエビデンスとなるが，患者は，それぞれの潜在的アウトカムを考慮したとき，歯科処置に付随する出血合併症を避けるより，血栓を避けることに重きを置くことが示唆された．内科医師を対象とした研究では，心房細動の患者はアスピリン内服による1.3人（100人あたり，2年間）の脳梗塞のリスクの予防のために14.7人の出血性イベントはすすんで許容するであろうと結論付けている（Devereaux 2001）．研究間で著明な差異が認められるが，より最近のシステマティックレビューでは，脳卒中または心筋梗塞より，重大な出血の方が優先されるとしている（MacLea 2012）．しかし，ここでの利用可能なエビデンスは，歯科治療に関連した出血への患者選択を明確に評価することより，一過性で非治療による出血イベントを考慮している．	
その他			

SR1.3.（SR2.3.）

SR1.3.（SR2.3.も同様）他の抗血栓療法薬と抗血小板薬を併用している患者に対して，休薬下の抜歯に比較して，継続下の抜歯が可能か？
「患者間のリスクにばらつきがあり，本ガイドラインでは推奨を行わない．専門医療機関での抜歯が望ましいと考えられる．」

【SR1.3.（SR2.3.）の解説（詳細はEtoD表，SRの経過を参照）】

　本SRに採用された論文は一つのProspective study であるが，3群；①経口抗凝固薬＋アスピリン（71例），②経口抗凝固薬単剤（71例），③アスピリン単剤（71例）の比較であり，休薬と継続の比較はなかったことから，エビデンスの質は非常に低いと評価した．

　抗血栓療法薬と抗血小板薬休薬下での抜歯と比較して，継続下での抜歯における望ましい効果は血栓・塞栓イベントの減少である．今回，その効果を示すエビデンスは得られず，効果は不明と判断した．

　抗血栓療法薬と抗血小板薬休薬下での抜歯と比較して，継続下での抜歯における害は後出血の増加である．本SRの結果では，休薬と継続

を比較した研究はなく，継続の害は不明であったが，採用した論文で抗血小板薬，抗凝固薬，両者を併用している3群間で後出血に差はないとの結果から，害は抗血小板薬または抗凝固薬単剤と同等と考え，害は小さいと判定した．

益と害のバランスに関しては，前出のSR（抗血小板薬単剤，抗凝固薬単剤）の結果から，継続することによる害（後出血）よりは血栓・塞栓リスクの方が大きいと判断するのが妥当と考えられたが，両者の併用では，害（後出血）が重篤になる可能性があり，その害は血栓・塞栓症リスクより大きくなる可能性があることか

ら，「効果のバランスはさまざま」と判断された．

価値観に関しても，患者間でリスクに対するばらつきがあると判断された．

以上の結果から，パネル会議において，抗血小板薬と抗凝固薬の併用では，患者間のリスクにばらつきがあるとの意見が多く出された結果，本ガイドラインでは推奨を行わないとの結論に至った．なお，抜歯後出血の他，全身的な出血リスクにも考慮する必要があり，患者も少数のため，このような症例は二次医療機関で対応した方がよいとの意見が出された．

SR1.3. EtoD表
疑問

抗血小板薬と抗凝固薬を内服している患者で，これら薬剤は歯科治療において継続するべきか，休薬するべきか？	
対象（患者） 抗血小板薬と抗凝固薬内服患者 **介入（治療）** 抗血小板薬と抗凝固薬を継続下での抜歯処置 **対照** 抗血小板薬と抗凝固薬を休薬下での抜歯処置	

・Bajkin BV, Bajkin IA, et al. The effects of combined oral anticoagulant-aspirin therapy in patients undergoing tooth extractions: a prospective study. J Am Dent Assoc. 2012; 143: 771-776.

評価

	判断	リサーチエビデンス	備考
エビデンスの確実性	効果に関する全体的なエビデンスの確実性の程度は何ですか？ ●非常に低 ○低 ○中 ○高 ○採用研究なし	・抜歯後出血に関しては，一つの prospective study［Bajkin 2012］が採用された．各群71例で，3群比較による213症例による研究である． ・併用療法での血栓・塞栓イベントに関するエビデンスは不明であった．	

効果（血栓・塞栓イベントのリスク）	予想される効果は大きいですか？ ○わずか ○小さい ○中程度 ○大きい ○さまざまである ●わからない	SR4 では，抗血小板薬と抗凝固薬が併用された症例を少数含んだ研究もいくつかあったが，そのリスクは不明である．	
害（出血のリスク）	予想される害は小さいですか？ ○大きい ○中等度 ●小さい（抗血小板薬あるいは抗凝固薬のみの投与時と，出血のリスクは変わらない，と判断したことを根拠とする） ○わずか ○さまざまである ○わからない	［Bajkin 2012］では，経口抗凝固薬（OAT）と抗血小板薬併用の継続下で単純抜歯術の検討が行われ，3群①OAT+アスピリン（71例），②OAT単剤（71例），③アスピリン単剤（71例），抜歯後出血に関して，3群間での差はなかった．なお，休薬下との比較はなかった．	
効果のバランス	望ましい効果と望ましくない効果のバランスは介入もしくは比較対照を支持しますか？ ○比較対照が優位 ○比較対照がおそらく優位 ○介入も比較対照もいずれも優位でない ○おそらく介入が優位 ○介入が優位 ●さまざま ○わからない	出血に関連するアウトカムや合併症より，血栓・塞栓イベントに関連するアルトカムや合併症の方が，リスクがあると判断するのが妥当と考えられたが，出血に関連するアウトカムや合併症が，抗血小板薬単剤あるいは抗凝固薬単剤の場合と比べ，重篤になる場合が考慮された．その際，血栓・塞栓イベントに関連するアウトカムや合併症よりもリスクがあると判断されることから，効果のバランスはさまざまとした．	

価値観と意向	主要なアウトカムをどの程度重視するかについて不確実性がありますか？ ●不確実性またはばらつきあり ○不確実性またはばらつきの可能性あり ○不確実性またはばらつきはおそらくなし ○不確実性またはばらつきはなし	患者間で，リスクに対するばらつきがあると考えられたため．
その他		

SR1.4.

SR1.4. 他剤（抗血栓に対して相互作用が考えられる薬剤）服用の抗血小板薬投与患者に対して，休薬下の抜歯に比較して，継続下の抜歯が可能か？
（今回は，関係する論文もないことより総論のみとする．）

SR2.1.1.

SR2.1.1. ワルファリン単剤による抗凝固薬投与患者に対して，休薬下の抜歯に比較して，継続下の抜歯が可能か？
「ワルファリン単剤による抗凝固薬投与患者（適正な治療域の場合）に対して，ワルファリン継続下で抜歯することを弱く推奨する．（GRADE 2C：弱い推奨／エビデンスの質"低"）」

【SR2.1.1.の解説（詳細は EtoD 表，SR の経過を参照）】

本 SR には，3つのガイドラインと1つの SR 論文が採用された．これらの論文でエビデンスの質は低いと評価されており，それを用いた本 SR のエビデンスの確実性は低いと判断された．

ワルファリン休薬下での抜歯と比較して，継続下での抜歯における望ましい効果は血栓・塞栓イベントの減少である．採用した4つの論文で抗凝固療法を中止した場合に血栓・塞栓イベントが増加することを示唆していたが，そのエビデンスを明確に示すものはなかった．そのため，効果は小さいと判断した．

ワルファリンの休薬下での抜歯と比較して，継続下での抜歯における害は後出血の増加である．本 SR で採用した論文（EtoD 表中の G4,SR1）では，臨床的に問題とならない軽微な出血を含めた術後出血のリスクは，継続下（用量調整を含む）での抜歯で増加していることが示されている．しかしながら，臨床的に問題となる中等度の出血（医療機関への受診が必要な出血，もしくは，縫合等の処置や事前計画にない介入を要する出血）は増加しない（EtoD 表中の SR1,G2,G3）との結果であった．従って，継続により後出血の頻度は増加するもののその害は小さいと判断した．

効果のバランスに関しては，効果，害いずれも小さいと判断されたが，血栓・塞栓症のアウトカムの方が出血のアウトカムよりリスクが大きいと判断するのが妥当であると考えられ，おそらく介入（継続）が有意と判断された．

価値観に関しても，患者および医師は抜歯後

の後出血を避けるより，休薬による血栓・塞栓症の発生に重きを置くことが確認された.

　パネル会議において，上記の結果が決定される過程で，研究のほとんどは適正な治療域に管理されているワルファリン投与患者が対象であり，治療域を外れている患者では後出血および全身的な出血の危険が高まることから，適正な治療域に管理されていることを先ず確認する必要があるとの意見が出され，その旨推奨文に含めることが確認された.

　これらの結果から，本ガイドラインでは，「ワルファリン単剤による抗凝固薬投与患者（適正な治療域の場合）に対して，ワルファリン継続下で抜歯することを弱く推奨する.」こととした.

SR2.1.1.　EtoD 表
疑問

ワルファリンもしくは他のビタミンＫアンタゴニスト（VKAs）は，歯科治療において継続するべきか，休薬するべきか？	
対象（患者）　ワルファリンもしくは VKAs 内服患者	利用した診療ガイドライン，システマティックレビュー
介入（治療）　ワルファリンもしくは VKAs 継続下での抜歯処置	G4, SR1, G2, G3
対照　　　　　ワルファリンもしくは VKAs 休薬下での抜歯処置	【SDCEP 診療ガイドライン引用】

G4　Surgical Management of the Primary Care Dental patient on Antiplatelet Medication. North West Medicines Information Centre（Randall, 2007）.

SR1　Dental surgery for patients on anticoagulant therapy with warfarin: A systematic review and meta-analysis（Nematullah et al., 2009）.

G2　Perioperative Management of Antithrombotic Therapy（Douketis et al., 2012）.

G3　Periprocedural management of antithrombotic medications in patients with ischemic cerebrovascular disease: Report of the Guideline Development Subcommittee of the American Academy of Neurology（Armstrong et al., 2013）.

評価

	判断	リサーチエビデンス	備考
エビデンスの確実性	効果に関する全体的なエビデンスの確実性の程度は何ですか？ ○非常に低 ●低 ○中 ○高 ○採用研究なし	・4つの論文（G4, SR1, G2, G3）に採用された研究は，4つのランダム化比較試験（RCT）と15以下の観察研究で考察されていた．いくつかはRCTのみを採用し，他は観察研究も利用していた．結論は変わらなかったが，G2は2つの新しい観察研究を加えていた. ・重要な研究は，GRADEアプローチを使用したG2で評価をされていた．そして多くの研究で直接的なコントロール群がないこと，バイアスがあること，サンプル数が少ないことから，すべてのアウトカム（血栓・塞栓イベント，重要・中等度・軽度の出血）に関して，低い質としていた.	

		・さらに，研究デザインや介入方法が様々で，データの欠落があることから，ワルファリンを中止した患者の血栓・塞栓イベントのリスクを決定できる研究は存在しない. 【その他】 ・G4 ではエビデンスの質は評価されていなかった. ・SR1 のすべての出血イベントのアウトカムに関して，GRADE framework に従い低と評価した.	
効果（血栓・塞栓イベントのリスク）	予想される効果は大きいですか？（血栓・塞栓イベントのリスクのため，効果の大きさが大きいほど，休薬が害となることに注意） ○わずか ●小さい ○中程度 ○大きい ○さまざまである ○わからない	・採用した 4 つの論文（G4，SR1，G2，G3）は，抗凝固療法を中止した場合の血栓・塞栓イベントが増加するというエビデンスは不十分としていた. G4 での内容： ワルファリンを 2 日間休薬した場合，血栓・塞栓イベントのリスクが増加する. 研究デザインが異なるため，正確なリスクを確定することは難しいが，おそらく 0.02% から 1% の間であろう. ひとつのシステマティックレビューから，ワルファリン中止群で血栓・塞栓イベント 0.6%（6/996），ワルファリン継続群で 0.4%（1/237）のデータはあるが，血栓・塞栓イベントのリスクをはっきり示すことはできない. G3 での内容： ・抗血栓療法を中断した場合の血栓・塞栓リスクについて，結論に導くだけの統計学的精度をもった研究はなかった（1 つの Class I study と方法論の異なる 3 つの Class II study）. ・おそらくワルファリンを中止した場合の血栓・塞栓リスクは高いだろう. ただし，7 日以上中止した場合（1 つの Class I study）. 【本診療ガイドラインでの追加の検討と判断】 本 SR ではワルファリンの休薬の期間により，リスクが異なると考えられたが，これに関するデータはなかった. その上で，休薬による血栓・塞栓イベントのリスクはあると判断した. なお，抜糸の出血リスクは低いと判断した（抜糸の時期まで休薬するかという議案に関して）.	
害（出血のリスク）	予想される害は小さいですか？ ○大きい ○中等度 ●小さい ○わずか ○さまざまである ○わからない	G4 での内容： ・外科的な歯科介入の際，ワルファリンを継続することは，介入を要する術後出血のリスクが上昇するだろう. 18 の研究（10 の RCT を含む）をまとめると，術後出血は 9.5%（139/1463）に生じる. また，止血パックや再縫合，輸血などを必要とした出血は 3.8%（56/1463）であった. 術後出血のほとんどは，抜歯窩の圧迫や止血パック，再縫合で対応された. PT-INR の範囲は 1.2 から 5.2 であった. ・2 つの研究より，抗凝固療法を施行されていない患者の重大な出血は，1.2%（3/260）と推定された.	

・2つの文献より，1,463人中178人がアセノクマロールを服用していた．しかし，ワルファリンよりも出血イベントは少なかった．

SR1での内容：

・5つのRCTから，歯科的小手術において，ワルファリン通常量での継続治療は，休薬もしくは用量調節をした患者に比較して，出血リスクを増加させないとしている．

・相対危険度は，臨床的に問題となるが大出血でない出血（clinically significant non-major bleeding）で0.71，軽度な出血で1.19であった．

　重大な出血の定義：輸血，再手術，拮抗薬の投与が必要となるもの，死亡に至るもの．

　臨床的に問題となるが大出血でない出血の定義：医療機関への受診が必要な出血もしくは縫合等の処置や事前計画にない介入を要した出血．

　軽度な出血の定義は：上記に当てはまらない出血．

＊G4とSR1の比較

　G4ではワルファリン継続は，介入が必要な術後出血のリスクを増加させるだろうとした．SR1では，ワルファリンの用量調節もしくは休薬に比較して，出血リスクを上昇させないとした．両者での，臨床的に問題となる出血は3.8%と5.4%と近似した結果であったが，コントロール群の術後出血率は1.2%と9%と差異があった．これは，G4のコントロール群は抗凝固療法を行っていない患者群であり，SR1のコントロール群には休薬や用量調節した患者が含まれていたためである．

G2での内容：

・3つのRCTから，歯科的処置の前にワルファリンを継続した場合，中止した場合と比べると中等度出血の相対危険度は0.68だった．ワルファリンの継続は臨床的に問題となる術後出血のリスクを増加させない．これはSR1と一致した見解である．

・これらの研究では，ワルファリン以外のVKAsを服用している患者はいなかった．

・その他の研究では，antifibrionolytic agentやトラネキサム酸などの止血剤と併用した抗凝固療法継続患者も含め，出血リスクを評価していた．これら研究の解析で，止血剤と併用したVKAs継続患者では，臨床的に問題となるが大出血でない出血のリスクが，5%以下と低かった．

G3での内容：

・ワルファリンは抜歯において臨床的に問題となる出血は増加させないだろうと，結論づけている（4つのClass I study，それぞれ50人以下の治療群であった）．

		・また4つの研究でのリスク差は0%であり，歯科処置において，抗凝固療法継続群と中止群で臨床的に問題となる出血の頻度はかわらないと結論付けている．
効果のバランス	望ましい効果と望ましくない効果のバランスは介入もしくは比較対照を支持しますか？ ○比較対照が優位 ○比較対照がおそらく優位 ○介入も比較対照もいずれも優位でない ●おそらく介入が優位 ○介入が優位 ○さまざま ○わからない	VKAsを継続することに関連する出血リスクは，小さいながらも高い．また，継続することによる効果（血栓・塞栓イベントのリスクが増加しないこと）も小さい．しかし，出血に関連するアウトカムや合併症より，血栓・塞栓イベントに関連するアルトカムや合併症の方が，リスクあると判断するのが妥当であることより，おそらく介入（継続）が優位と判断した．
価値観と意向	主要なアウトカムをどの程度重視するかについて不確実性がありますか？ ○不確実性またはばらつきあり ○不確実性またはばらつきの可能性あり ●不確実性またはばらつきはおそらくなし ○不確実性またはばらつきはなし	間接的なエビデンスとなるが，患者は，それぞれの潜在的アウトカムを考慮したとき，歯科処置に付随する出血合併症を避けるより，血栓を避けることに重きを置くことが示唆された．内科医師を対象とした研究では，心房細動の患者はワルファリン内服による1.8人（100人あたり，2年間）の脳梗塞のリスクの予防のために，17.4人の出血性イベントはすすんで許容するであろうと結論付けている（Devereaux et al. 2001）．研究間で著明な差異が認められるが，より最近のレビューでは，脳卒中または心筋梗塞より，重大な出血の方が優先されるとしている（MacLea 2012）．しかし，ここでの利用可能なエビデンスは，歯科治療に関連した出血への患者選択を明確に評価することより，一過性で非治療による出血イベントを考慮している．
その他		・研究のほとんどが抜歯もしくは根尖の処置を，歯科処置として含めている．2つの研究のみがインプラント埋入を含めたが，非常に少ない症例数である．インプラント埋入時にVKAsを継続か中止かについては，エビデンスが不十分である． ・エビデンスのほとんどがワルファリン服用患者の研究である．Pheninedione のエビデンスはなかった．ワルファリンに比較すると他の VKAs はデータが欠落しており，使用頻度も少なく，今後も高い質の研究は出ないかもしれない． ・血栓・塞栓イベントを記録するためには，長期間の観察が必要かもしれない．

SR2.1.2.

SR2.1.2. DOAC単剤による抗凝固薬投与患者に対して, 休薬下の抜歯に比較して, 継続下の抜歯が可能か?
「DOAC単剤による抗凝固薬投与患者に対して, 休薬下の抜歯に比較して, DOAC継続下で抜歯することを弱く推奨する. (GRADE 2D:弱い推奨/エビデンスの質"非常に低")」

【SR2.1.2. の解説 (詳細はEtoD表, SRの経過を参照)】

本SRで採用された論文は, DOACとワルファリン, あるいはDOACと抗血栓療法を受けていない患者との比較であり, 直接的な比較 (継続vs休薬) は存在しなかった. そのため本SRのエビデンスの確実性は非常に低いと判断された.

DOAC休薬下での抜歯と比較して継続下での抜歯における, 望ましい効果は血栓・塞栓イベントの減少である. 採用した6つの論文で利用可能なエビデンスは存在せず, 効果は「わからない」と判断した.

DOAC休薬下での抜歯と比較して, 継続下での抜歯における害は後出血の増加である. 本SRで採用した論文では, DOAC継続と休薬を直接的に比較したものはなかったが, DOACとワルファリンとの比較では, 両群で後出血に差はみられなかったとされている. また, DOAC継続と抗血栓療法を受けていない患者との比較では, DOAC継続群で後出血が増加したとされている. これらの結果から, DOAC継続下での害はワルファリンと同等であると判断するのが適切であり, 効果は小さいと判断した.

効果のバランスに関しては, 効果は不明で害は小さいと判断されたが, DOACそのものが血栓予防に使用されていることから考えると休薬による血栓・塞栓症のリスクは存在すると考えられる. 血栓・塞栓症のアウトカムの方が出血のアウトカムよりリスクが大きいと判断するのが妥当であると考えられ, おそらく介入 (継続) が有意と判断された.

価値観に関しても, 患者および医師は抜歯後の後出血を避けるより, 休薬による血栓・塞栓症の発生に重きを置くことが確認された.

これらの結果から, 本ガイドラインでは, 「DOAC単剤による抗凝固薬投与患者に対して, DOAC継続下で抜歯することを弱く推奨する.」こととした.

SR2.1.2. EtoD表
疑問

DOACは, 歯科治療において継続するべきか, 休薬するべきか?	
対象 (患者) DOAC内服患者 介入 (治療) DOAC継続下での抜歯処置 対照 DOAC休薬下での抜歯処置	

- Miclotte I, Vanhaverbeke M, et al. Pragmatic approach to manage new oral anticoagulants in patients undergoing dental extractions: a prospective case-control study. Clin Oral Investig. 2017; 21: 2183-2188.
- Mauprivez C, Khonsari RH, et al. Management of dental extraction in patients undergoing anticoagulant oral direct treatment: a pilot study. Oral Surg Oral Med Oral Pathol Oral Radiol. 2016; 122: e146-e155.
- Yagyuu T, Kawakami M, et al.: Risks of postextraction bleeding after receiving direct oral anticoagulants or warfarin: a retrospective cohort study. BMJ Open. 2017; 7: e015952.

・Yoshikawa H, Yoshida M, et al. Safety of tooth extraction in patients receiving direct oral anticoagulant treatment versus warfarin: a prospective observation study. Int J Oral Maxillofac Surg. 2019 Aug; 48(8): 1102-1108.
・Douketis JD, Murphy SA, et al. Peri-operative Adverse Outcomes in Patients with Atrial Fibrillation Taking Warfarin or Edoxaban: Analysis of the ENGAGE AF-TIMI 48 Trial. Thromb Haemost. 2018; 118: 1001-1008.
・Garcia D, Alexander JH, et al. Management and clinical outcomes in patients treated with apixaban vs warfarin undergoing procedures. Blood. 2014; 124: 3692-3698.

評価

	判断	リサーチエビデンス	備考
エビデンスの確実性	効果に関する全体的なエビデンスの確実性の程度は何ですか？ ●非常に低 ○低 ○中 ○高 ○採用研究なし	出血リスクに関しては，3つの prospective study と retrospective cohort study を利用したが，いずれも，継続と休薬とを比較したものではなかった．RCT のデータを用いた retrospective study をエドキサバンに関する資料として利用した．	
効果（血栓・塞栓イベントのリスク）	予想される効果は大きいですか？（血栓・塞栓イベントのリスクのため，効果の大きさが大きいほど，休薬が害となることに注意） ○わずか ○小さい ○中程度 ○大きい ○さまざまである ●わからない	利用できるエビデンスは存在しなかった．	
害（出血のリスク）	予想される害は小さいですか？ ○大きい ○中等度 ●小さい ○わずか ○さまざまである ○わからない	・利用した5つの研究のうち，3つは DOAC の継続下での抜歯とワルファリンの継続下での抜歯の比較であった［Mauprivez 2016, Yagyuu 2017, Yoshikawa in press］が，差がなかったとしている．なおこれら研究では4種の DOAC が含まれている． ・［Miclotte 2017］は，DOAC の継続下での抜歯を，抗血栓薬を内服していない年齢や抜歯内容をあわせたグループと比較したものであるが，術中の出血と術翌日の後出血に差はみられなかったが，術7日目の後出血は DOAC 継続で多かったとしている．	

		・RCT に参加した症例の手術療法（消化管内視鏡，眼科手術等で，歯科治療が 13-14% 含まれている）の際のデータを利用した［Douketis 2018］では，休薬によって，重篤な出血，それ以外の臨床上問題となる出血に差がなかったとしている. 出血のリスクに関しては，ワルファリンの出血リスクを小さいと判断したことも参考として，小さいと判定した.	
効果のバランス	望ましい効果と望ましくない効果のバランスは介入もしくは比較対照を支持しますか？ ○比較対照が優位 ○比較対照がおそらく優位 ○介入も比較対照もいずれも優位でない ●おそらく介入が優位 ○介入が優位 ○さまざま ○わからない	DOAC を継続することに関連する出血リスクは，小さいながらも高い. 継続することによる効果（血栓・塞栓イベントのリスクが増加しないこと）はわからなかったが，血栓予防のための治療薬の点を改めて考慮する必要があると考えた. このため，血栓・塞栓イベントに関連するアルトカムや合併症の方が，リスクあると判断するのが妥当と考え，おそらく介入（継続）が優位と判断した.	
価値観と意向	主要なアウトカムをどの程度重視するかについて不確実性がありますか？ ○不確実性またはばらつきあり ○不確実性またはばらつきの可能性あり ●不確実性またはばらつきはおそらくなし ○不確実性またはばらつきはなし	・間接的なエビデンスとなるが，患者は，それぞれの潜在的アウトカムを考慮したとき，歯科処置に付随する出血合併症を避けるより，血栓を避けることに重きを置くことが示唆された. 内科医師を対象とした研究では，心房細動の患者はワルファリン内服による 1.8 人（100 人あたり，2 年間）の脳梗塞のリスクの予防のために，17.4 人の出血性イベントはすすんで許容するであろうと結論付けている（Devereaux et al. 2001）. 研究間で著明な差異が認められるが，より最近のレビューでは，脳卒中または心筋梗塞より，重大な出血の方が優先されるとしている（MacLea 2012）. しかし，ここでの利用可能なエビデンスは，歯科治療に関連した出血への患者選択を明確に評価することより，一過性で非治療による出血イベントを考慮している.【スコットランド CPG 2015 から引用】	
その他			

SR2.2.　複数剤による抗凝固薬投与患者に対して，休薬下の抜歯に比較して，継続下の抜歯が可能か？
（臨床で使われないと想定されるので，SR は行われなかった．）

SR2.3. は SR1.3. と区別できないため，SR1.3. と一緒に行った．

SR2.4.　他剤服用（抗血栓に対して相互作用が考えられる薬剤）の抗凝固薬投与患者に対して，休薬下の抜歯に比較して，継続下の抜歯が可能か？
（今回は，関係する論文もないことより総論のみとする．）

SR4.1.

SR4.1.　抗血小板薬を短期間休薬した場合，血栓・塞栓症の発生率が増えるか？
「抗血小板薬を短期間休薬した場合，血栓・塞栓症が増加する可能性がある．（GRADE 2D：弱い推奨／エビデンスの質"非常に低"）」

【SR4.1. の解説（詳細は EtoD 表，SR の経過を参照）】

本 SR では，抜歯患者を対象とした研究はなかったことから，抜歯以外の手術を受けた患者の研究からなる SR の結果を準用した．その SR のエビデンスの確実性は「低」とされていたが，非直接性の点から本 SR のエビデンスの確実性は非常に低いとした．

介入を抗血小板薬継続下での抜歯とした場合，継続による効果は血栓・塞栓イベントの減少である．採用した SR の結果では，術後 30 日以内の虚血性イベント（末梢虚血，心筋梗塞，脳梗塞）の評価で，抗血小板薬を継続することによる絶対効果は，1,000 人中，17 人減少（95%信頼区間，39 人減少から 39 人増加）であった．統計学的有意にはいたらないものの，重篤な血栓・塞栓は減少すると考えられ，効果はわずかと判断した．

抜歯患者を対象とした研究はないことから，害（抜歯後出血）を検討することはできなかった．

価値観に関しても，患者および医師は抜歯後の後出血を避けるより，休薬による血栓・塞栓症の発生に重きを置くことが確認された．

これらの結果から，本ガイドラインでは，「抗血小板薬を短期間休薬した場合，血栓・塞栓症が増加する可能性がある．」とした．

SR4.1.　EtoD 表
疑問

短期間休薬した場合，血栓・塞栓症の発生率が増えるか（SR4.1. 抗血小板薬投与患者）	
対象（患者）　抗血小板薬内服患者 介入（治療）　抗血小板薬継続下での抜歯処置 対照　　　　　抗血小板薬休薬下での抜歯処置	

・Lewis SR, Pritchard MW, et al.: Continuation versus discontinuation of antiplatelet therapy for bleeding and ischaemic events in adults undergoing non-cardiac surgery. Cochrane Database Syst. 2018; Rev. 7: CD012584.

評価

	判断	リサーチエビデンス	備考
エビデンスの確実性	効果に関する全体的なエビデンスの確実性の程度は何ですか？ ●非常に低 ○低 ○中 ○高 ○採用研究なし	抜歯以外の手術を受けた患者の研究からなる SR［Lewis 2018］を利用した．この SR でのエビデンスの確実性は低であったが，非直接性の点から，1 段階下げている．	
効果（血栓・塞栓イベントのリスク）	予想される効果は大きいですか？（血栓・塞栓イベントのリスクを効果としているので，効果が大きいほど休薬が害となることに注意） ●わずか ○小さい ○中程度 ○大きい ○さまざまである ○わからない	［Lewis 2018］では，術後 30 日以内の虚血性イベント（末梢虚血，心筋梗塞，脳梗塞）の評価で，抗血小板薬を継続することでの絶対効果は，1,000 人中，17 人減少（95% 信頼区間，39 人減少から 40 人増加）であった．ここでは，4 研究 616 症例を対象としているが，抜歯などの症例は除かれている（出血による輸血や再手術が不要と思われる程度の侵襲の手術は除外されている）．	
価値観と意向	主要なアウトカムをどの程度重視するかについて不確実性がありますか？ ○不確実性またはばらつきあり ○不確実性またはばらつきの可能性あり ●不確実性またはばらつきはおそらくなし ○不確実性またはばらつきはなし	間接的なエビデンスとなるが，患者は，それぞれの潜在的アウトカムを考慮したとき，歯科処置に付随する出血合併症を避けるより，血栓を避けることに重きを置くことが示唆された．内科医師を対象とした研究では，心房細動の患者はアスピリン内服による 1.3 人（100 人あたり，2 年間）の脳梗塞のリスクの予防のために 14.7 人の出血性イベントはすすんで許容するであろうと結論付けている（Devereaux 2001）．研究間で著明な差異が認められるが，より最近の SR では，脳卒中または心筋梗塞より，重大な出血の方が優先されるとしている（MacLean 2012）．しかし，ここでの利用可能なエビデンスは，歯科治療に関連した出血への患者選択を明確に評価することより，一過性で非治療による出血イベントを考慮している．【スコットランド CPG 2015 から引用】	
その他			

SR4.2.

SR4.2. 抗凝固薬を短期間休薬した場合，血栓・塞栓症の発生率が増えるか？

「抗凝固薬を短期間休薬した場合，血栓・塞栓症が増加する可能性がある．（GRADE 2D：弱い推奨／エビデンスの質"非常に低"）」

【SR4.2. の解説（詳細は EtoD 表，SR の経過を参照）】

本 SR では，ワルファリンに関する 2 つの RCT が採用されたが，エビデンスの確実性は非常に低いと判断された．また，DOAC に関するエビデンスは存在しなかった．

介入をワルファリン内服下での抜歯とした場合，継続による効果は血栓・塞栓イベントの減少である．本 SR の結果では，ワルファリンを継続することによる絶対効果は，1,000 人中，10 人減少（95% 信頼区間，20 人減少から 10 人増加）であった．統計学的有意にはいたらないものの，血栓・塞栓症は減少すると考えられ，その効果はわずかと判断した．DOAC に関するエビデンスは存在しなかったものの，DOAC そのものが血栓予防に使用されていることから考えると休薬による血栓・塞栓症のリスクは存在すると考えられる．

抜歯患者を対象とした研究ではないことから，害（抜歯後出血）を検討することはできなかった．

価値観に関しても，患者および医師は抜歯後の後出血を避けるより，休薬による血栓・塞栓症の発生に重きを置くことが確認された．

これらの結果から，本ガイドラインでは，「抗凝固薬を短期間休薬した場合，血栓・塞栓症が増加する可能性がある．」とした．

SR4.2. EtoD 表
疑問

短期間休薬した場合，血栓・塞栓症の発生率が増えるか（SR4.2. 抗凝固薬投与患者）	
対象（患者）　抗凝固薬内服患者 介入（治療）　抗凝固薬継続下での抜歯処置 対照　　　　　抗凝固薬休薬下での抜歯処置	

・Airaksinen KE, Korkeila P, et al.: Safety of pacemaker and implantable cardioverter-defibrillator implantation during uninterrupted warfarin treatment--the FinPAC study. Int J Cardiol. 2013; 168: 3679-3682.
・Sacco R, Sacco M, et al.: Oral surgery in patients on oral anticoagulant therapy: a randomized comparison of different intensity targets. Oral Surg Oral Med Oral Pathol Oral Radiol Endod. 2007; 104: e18-21.
・Douketis JD, Murphy SA, et al. Peri-operative Adverse Outcomes in Patients with Atrial Fibrillation Taking Warfarin or Edoxaban: Analysis of the ENGAGE AF-TIMI 48 Trial. Thromb Haemost. 2018; 118: 1001-1008.
・Garcia D, Alexander JH, et al. Management and clinical outcomes in patients treated with apixaban vs warfarin undergoing procedures. Blood. 2014; 124: 3692-3698.

評価

	判断	リサーチエビデンス	備考
エビデンスの確実性	効果に関する全体的なエビデンスの確実性の程度は何ですか？ ●非常に低 ○低 ○中 ○高 ○採用研究なし	・ワルファリンに関しては，2つのRCT［Airaksinen 2013, Sacco 2007］が採用された．このメタ解析では，エビデンスの確実性は非常に低と判断した． ・DOACに関しては，利用できるエビデンスは存在しなかった．	
効果（血栓・塞栓イベントのリスク）	予想される効果は大きいですか？（血栓・塞栓イベントのリスクを効果としているので，効果が大きいほど休薬が害となることに注意） ●わずか ○小さい ○中程度 ○大きい ○さまざまである ○わからない	ワルファリンに関して： 2研究，344例の検討で，中止群に1例のみ血栓・塞栓イベントがみられた．ワルファリンを継続することでの絶対効果は，1,000人中，10人減少（95％信頼区間，20人減少から10人増加）であった． DOACに関して： 利用できるエビデンスは存在しなかった．	
価値観と意向	主要なアウトカムをどの程度重視するかについて不確実性がありますか？ ○不確実性またはばらつきあり ○不確実性またはばらつきの可能性あり ●不確実性またはばらつきはおそらくなし ○不確実性またはばらつきはなし	間接的なエビデンスとなるが，患者は，それぞれの潜在的アウトカムを考慮したとき，歯科処置に付随する出血合併症を避けるより，血栓を避けることに重きを置くことが示唆された．内科医師を対象とした研究では，心房細動の患者はワルファリン内服による1.8人（100人あたり，2年間）の脳梗塞のリスクの予防のために，17.4人の出血性イベントはすすんで許容するであろうと結論付けている（Devereaux et al. 2001）．研究間で著明な差異が認められるが，より最近のレビューでは，脳卒中または心筋梗塞より，重大な出血の方が優先されるとしている（MacLean 2012）．しかし，ここでの利用可能なエビデンスは，歯科治療に関連した出血への患者選択を明確に評価することより，一過性で非治療による出血イベントを考慮している．【スコットランドCPG 2015から引用】	
その他			

SR4.2. ワルファリンに関するエビデンスプロファイルとフォレストプロット

研究数	研究デザイン	バイアスのリスク	非一貫性	非直接性	不精確	その他の検討	患者数		効果		エビデンスの確実性	重要性
							継続（介入）	休薬・減量（対象）	相対危険度（95% CI）	絶対差（95% CI）		
血栓・塞栓症の発症（発症数）												
2	RCT	深刻でない	深刻でない	深刻	非常に深刻	なし	0/171 (0.00%)	1/173 (0.58%)	RD −0.01 (−0.02 to 0.01)	10 少ない/1000 (20 少ない 〜 10 多い)	⊕○○○ 非常に低	重大

Study or Subgroup	継続群 Events	Total	休薬・減量群 Events	Total	Weight	Risk Difference M-H, Random, 95% CI	Risk Difference M-H, Random, 95% CI	Risk of Bias A B C D E F G
Airaksinen 2013	0	106	1	107	56.9%	−0.01 [−0.03, 0.02]		
Sacco 2007	0	65	0	66	43.1%	0.00 [−0.03, 0.03]		
Total (95% CI)		171		173	100.0%	−0.01 [−0.02, 0.01]		

Total events 0 1

Heterogeneity. Tau² = 0.00; Chi² = 0.22, df = 1(P = 0.64); I² = 0%
Test for overall effect: Z = 0.54(P = 0.59)

−0.2 −0.1 0 0.1 0.2
継続群 休薬・減量群

Risk of bias legend
(A) Random sequence generation (selection bias)
(B) Allocation concealment (selection bias)
(C) Blinding of participants and personnel (performance bias)
(D) Blinding of outcome assessment (detection bias)
(E) Incomplete outcome data (attrition bias)
(F) Selective reporting (reporting bias)
(G) Other bias

Key Question (KQ) 2　包括的疑問 2

術後の止血処置によって，休薬の有無が異なるか（どのような止血処置が簡便で有用か）

「抗血栓薬を継続下に抜歯する場合，局所止血を行うことを強く推奨する．（GRADE 1C：強い推奨／エビデンスの質"低"）」

＊局所止血は圧迫止血が基本であり，それ以外の局所止血処置の併用が行われる．

＊それ以外の局所止血は，酸化セルロース，ゼラチンスポンジなどの薬剤ならびに，縫合，止血用シーネ（保護床）などである（海外では，わが国で保険適応でないトラネキサム酸の洗口も多く行われている）．

【KQ2 の解説】

抗血栓療法患者の継続下の抜歯に対して，局所止血法を行わないのに比較して，行うことが有用か（SR3.1.）？　との臨床疑問に対して，「局所止血法を行わないのに比較して，行うことを強く推奨する．」との結果が得られた．局所止血処置は様々な方法があるが，どの方法が良いかを示すエビデンスはなく，局所止血処置の優劣を示すことはできなかった．トラネキサム酸の使用が有用であることを示すエビデンスがあったが，わが国では保険適応ではなく，それと同等の効果であることが示されている局所止血処置もあることから，推奨は行わないこととした．

KQ2 のための各 SR の推奨とその根拠

SR3.1.

SR3.1.　抗血栓療法患者の継続下の抜歯に対して，局所止血法を行わないのに比較して，行うことが有用か？

「抗血栓療法患者の継続下の抜歯に対して，局所止血法を行うことを強く推奨する．(GRADE 1C：強い推奨／エビデンスの質 "低")」

【SR3.1. の解説（詳細は EtoD 表，SR の経過を参照）】

本 SR で採用した［Ockerman 2018］の SR では，エビデンスの確実性の評価は行われていなかった．また，もう一つの SR［Engelen 2018］では，エビデンスの確実性は中等度であった．従って本 SR のエビデンスの確実性は低と判断された．

局所止血を行わない抜歯と比較して，局所止血を行う抜歯における望ましい効果は後出血の減少である．採用した 2 つの SR に含まれた論文では，縫合，局所止血材の使用やトラネキサム酸の含嗽などが行われていた．縫合や局所止血材の検討では，するしないによる出血イベントに差がないとの結果であった．トラネキサム酸の使用が出血イベントの減少や休薬を不要にする効果があったとの報告があった．しかしながら，局所止血処置の効果を検討する際に，コントロールとして一般的な止血処置としてガーゼ圧迫 and/or 縫合処置が行われており，少なくともガーゼ圧迫以上の局所止血の必要性があると考えるのは妥当であり，効果は中等度であると判断された．

局所止血の害は，止血処置による副作用である．様々な局所止血方法の検討が行われていたが，副作用の報告はなかった．全身的に止血薬を使用した場合，薬による有害事象が問題となるが，局所止血材の使用に関しては，害はわずかであると考えられた．

効果のバランスでは，効果（出血イベントの減少）は中等度であり，害はわずかであると判断された結果から，「介入が有意である」と考えられた．様々な局所止血方法が検討されており，その順位付けを行えるエビデンスはなかった．また，必要資源量も方法により様々であった．

これらの結果から，本ガイドラインでは，「抗血栓療法患者の継続下の抜歯に対して，局所止血法を行うことを強く推奨する．」こととした．

SR3.1. EtoD 表
疑問

抗血栓療法患者の継続下の抜歯に対して，局所止血法を行わないのに比較して，行うことが有用か？	
対象（患者）　抗血栓療法患者の継続下の抜歯 介入（治療）　局所止血法を行う抜歯処置 対照　　　　　局所止血法を行わない抜歯処置	

・Ockerman A, Miclotte I, et al.: Local haemostatic measures after tooth removal in patients on antithrombotic therapy: a systematic review. Clinical Oral Investigations. 2018; doi: 10.1007/s00784-018-2576-x.
・Engelen ET, Schutgens RE, et al.: Antifibrinolytic therapy for preventing oral bleeding in people on anticoagulants undergoing minor oral surgery or dental extractions. Cochrane Database Syst. 2018; Rev. 7: CD012293.

評価

	判断	リサーチエビデンス	備考
エビデンスの確実性	効果に関する全体的なエビデンスの確実性の程度は何ですか？ ○非常に低 ●低 ○中 ○高 ○採用研究なし	15のRCTを採用している［Ockerman 2018］のSRを利用した．このSRでは15の研究が様々な止血方法を検討していたため，RoBのみ評価され，メタ解析やエビデンスの確実性の評価は行われていなかった．また，ワルファリン内服患者を対象とした，トラネキサム酸もしくはアミノカプロン酸の止血効果を検証した［Engelen 2018］も参考とした．［Engelen 2018］のエビデンスの確実性は中等度であった．	
効果（出血のリスク）	予想される効果は大きいですか？（局所止血処置を行わなかった時に比べて） ○わずか ○小さい ●中程度 ○大きい ○さまざまである ○わからない	・［Ockerman 2018］の中で，縫合やゼラチンスポンジ，酸化セルロースなどを用いた検討は4つで，どの止血方法にても出血イベントに差がないとしている．Bajkin 2014では，ほとんどの抜歯処置が，ガーゼ圧迫で止血は十分得られるとの言及もある．この他，日本で応用されていない生薬などの検討もみられたが，トラネキサム酸に関しては8研究が採用されている．このうち，抗血小板薬の休薬群との比較を行ったSammartino 2012，ワルファリンの休薬群との比較を行ったBorea 1993では，いずれも出血イベントに差はないとしている．比較的安価な薬剤であるトラネキサム酸の使用が，抗血栓療法薬の休薬を不要にすると考察されていた． ・［Engelen 2018］では［Ockerman 2018］で採用されなかった1研究を加えた4研究が採用され，プラセボ群と比較すると止血効果はあるものの，縫合やガーゼ圧迫といった一般的な止血処置とは差がないとしている．	局所的な止血処置に関し，各方法を順位付けできるエビデンスはなかった．
害（止血剤による副作用）	予想される害は小さいですか？ ○大きい ○中等度 ○小さい ●わずか ○さまざまである ○わからない	［Engelen 2018］では副作用の検討が行われ，2研究128例のメタ解析を行っているが，副作用の報告は介入群でも報告はなかったとしている．	

効果のバランス	望ましい効果と望ましくない効果のバランスは介入もしくは比較対照を支持しますか？ ○比較対照が優位 ○比較対照がおそらく優位 ○介入も比較対照もいずれも優位でない ○おそらく介入が優位 ●介入が優位 ○さまざま ○わからない	局所的な止血処置に言及すると（全身的な止血処置のうち，各種薬剤を全身的に投与して行う方法では，少なからず血栓・塞栓症のリスクを高めることとなる），副作用が少なく，止血効果が得られることから介入が優位と判断される．しかし，どのような局所止血方法がよいのかを言及するには至らない．	
価値観と意向	主要なアウトカムをどの程度重視するかについて不確実性がありますか？ ○不確実性またはばらつきあり ○不確実性またはばらつきの可能性あり ○不確実性またはばらつきはおそらくなし ●不確実性またはばらつきはなし	抜歯後出血の少ない方策の選択のばらつきは少ないと考えられる．	
必要資源量	資源要件（コスト）はどの程度大きいですか？ ○大きなコスト ○中等度のコスト ○無視できるほどのコストの増加や節減 ○中等度の節減 ○大きな節減 ●さまざま ○わからない	・止血処置に関しては（局所止血を応用した時），ゼラチンスポンジの薬価は小さなものでスポンゼル 240.5 円，ゼルフォーム 185.4 円，酸化セルロース（サージセル・アブソーバブル・ヘモ スタット）はガーゼ型，綿状の小さなサイズの薬価で 903 円，1,532.9 円である．止血床（保護床）の日本の社会保険歯科診療報酬点数は，装置自体で 650 ～ 1,500 点である（平成 30 年度）．なお，トラネキサム酸の洗口やこれを染み込ませたガーゼの圧迫は，日本での保険適応はない． ・抜歯後の止血処置に関しては（局所止血を応用しなかった時），日本の社会保険歯科診療報酬点数は，470 点である．	
その他			

SR3.2. 抗血栓療法患者の継続下の抜歯に対して，どのような局所止血法が有用か？ （多くの異なる止血方法が用いられており，どの方法が良いかを示すエビデンスはなかった.）

Key Question（KQ）3　包括的疑問 3

ワルファリン継続で抜歯する場合，PT-INR の検査を行うべきか（できれば PT-INR の適正値を表示）

INRPT-INR の検査を行うべきであるが，適正値を示すことができない（INRPT-INR のみで後出血を予測できない）と考えられたことから，推奨文の作成は困難であり，検討から除外することとした.

【KQ3（SR5）の解説】

この KQ に関しては，SDCEP 診療ガイドラインを利用した［スコットランド CPG 2015］. 実際には，ここで記載されているリサーチエビデンスとその解釈を利用した.

PT-INR が 4 未満のワルファリンをはじめとしたビタミン K 拮抗薬内服患者では，休薬なしで抜歯といった歯科治療（処置による出血のリスクに関わらず）を行うことが推奨されている. その上で，

・PT-INR は処置前 24 時間以内に確認される必要があるが，安定した経過であれば 72 時間以内の結果でもよい.

・4 以上，あるいは安定していない際の緊急処置は，二次医療機関へ紹介を行う.

・4 未満であっても一般的な止血管理に配慮して処置を行う.

としている.

PT-INR を 4 以下とした根拠は，推奨文作成に利用されたシステマティックレビューやガイドライン内の臨床研究の結果を引用し，ワルファリンの継続によって術後出血は増加するが，多くの症例は圧迫止血や縫合等の止血処置で対応可能であった. この際，患者の PT-INR の値が 1.2 ～ 5.2 であったこと. また PT-INR が安定していない，あるいは 4 を超えると出血リスクが高いと一般的に認識されており，この認識は British Society of Haematology のガイドラインの記載と一致した内容であったためである. なお，［抗血栓療法患者の抜歯に関するガイドライン 2015 年版］で 3.0 以下とした根拠の一つは，日本での至適治療域を考慮しており，「PT-INR 値が 3.0 を超える場合には，PT-INR が適正な治療域であるかどうか処方医に対診する必要がある」としている.

パネル会議では，「SDCEP 診療ガイドラインの PT-INR の値の提示はそのまま利用できない」との意見が多く出された. 基本的に PT-INR の値を確認する必要性および至適治療域にあることを確認すべきであるが，PT-INR が至適治療域であっても後出血があることを明記すべきとの意見が出され，その根拠を示すための追加の文献レビューが行われた.

その結果を以下に示す.

追加の論文検索（検索式は付録に記載）で 72 論文がヒットし，SR チームがレビューを行った結果，下記に示す 31 論文が採用された. 採用された論文を見ると，PT-INR が日本人の至適治療域とされる 3.0 未満でも 0.0 ％から 26.6 ％の頻度で後出血が出現していた.

	文献		INR	抜歯症例数	後出血症例数	百分率	備考
1	六反田 2016	有病者歯科医療（0918-8150）25巻5号 Page346-353（2016.12）	2未満	66	5	7.6%	抗血小板薬併用者含む（28例以下の情報のみ）
2	森下 2016	有病者歯科医療（0918-8150）25巻1号 Page2-8（2016.04）	3未満	27	4	14.8%	抗血小板薬併用6症例
3	穂積 2016	北医療大デンタルトピックス（1884-7129）46号 Page11-12（2015.12）	3未満	10	0	0.0%	
4	宮 2012	大阪府歯科医師会雑誌（0912-2672）723号 Page68-69（2012.11）	3未満	81	1	1.2%	抗血小板薬併用44例
5	小野 2010	青森県立中央病院医誌（0387-0138）55巻2号 Page49-57（2010.06）	3未満	119	11	9.2%	89例中45例が抗血小板薬併用であったが，併用と後出血の相関なし
6	太田 2007	広島大学歯学雑誌（0046-7472）39巻1号 Page19-23（2007.06）	2未満	31	7	22.6%	抗血小板薬併用12例．7例の後出血はいずれも患者自身のガーゼ圧迫で止血した
7	藤盛 2014	日本口腔科学会雑誌（0029-0297）63巻1号 Page1-10（2014.01）	3未満	146	9	6.2%	抗血小板薬併用85例
8	三井 2014	有病者歯科医療（0918-8150）23巻1号 Page16-19（2014.04）	―	―	―	―	後出血の記載なし．従来法とコアグチェックのINR値の比較のみ
9	玉城 2013	日本口腔診断学会雑誌（0914-9694）26巻2号 Page162-166（2013.06）	3未満	40	0	0.0%	
10	豊田 2012	老年歯科医学（0914-3866）27巻1号 Page25-29（2012.06）	3未満	24	1	4.2%	抗血小板薬併用は14例，うち後出血は1例（7.1%）
11	重田 2012	日本口腔科学会雑誌（0029-0297）61巻1号 Page1-7（2012.01）	―	168	14	8.3%	抗血小板薬併用は114例，うち後出血は11例（9.6%）．INR値と後出血発症率について，1.5未満で5.7%，1.5-1.99未満で12.5%，2.0-2.99未満で12.8%，3.0-4.0未満で16.7%とINR値が上がるにつれて後出血の発症率が上昇との記載
12	佐藤 2012	障害者歯科（0913-1663）33巻1号 Page27-31（2012.02）	―	―	―	―	抗凝固療法者の重症出血事故に関する危険因子の保持数に関する検討で，後出血のデータはなし
13	飯田 2010	新潟歯学会雑誌（0385-0153）41巻1号 Page21-26（2011.06）	2未満	115	25	21.7%	抗血小板薬併用は22例，うち後出血は5例（22.7%）．INR2.0未満では後出血なしとの記載あり
14	山田 2010	新潟歯学会雑誌（0385-0153）40巻2号 Page149-158（2010.12）	―	―	―	―	抗血栓療法患者での口腔外科処置全般での検討．ワルファリン単独の抜歯後出血の発症率を算出することは，必要な情報の記載がなく不可能
15	Watanabe 2010	Journal of Arrhythmia（1880-4276）26巻2号 Page96-102（2010.08）	―	―	―	―	医師に対するアンケート調査
16	藤盛 2014	日本口腔科学会雑誌（0029-0297）59巻3号 Page113-122（2010.07）	3未満	146	9	6.2%	抗血小板薬の併用は85例（58.2%），なお止血困難は28例（19.2%）
17	吉川 2010	日本口腔外科学会雑誌（0021-5163）56巻7号 Page416-421（2010.07）	3未満	158	1	0.6%	
18	福本 2008	日本口腔外科学会雑誌（0021-5163）54巻9号 Page517-521（2008.09）	2未満	60	2	3.3%	*継続でないものもいるデータ
19	玉井 2007	有病者歯科医療（0918-8150）16巻1号 Page17-22（2007.04）	―	―	―	―	抗血小板薬の研究
20	井上 2006	有病者歯科医療（0918-8150）15巻2号 Page67-72（2006.08）	3未満	25	1	4.0%	継続群でのデータ

21	玉置 2007	日本口腔科学会雑誌（0029-0297）56 巻 1 号 Page46-50（2007.01）	3 未満	45	3	6.7%	継続群でのデータ．抗血小板併用 17 例
22	森本 2006	日本歯科医学会誌（0286-164X）25 巻 Page93-98（2006.03）	3 未満	118	5	4.2%	抗血小板薬併用は 24 例で，後出血はなし
23	牧浦 2005	脳卒中（0912-0726）27 巻 3 号 Page424-427（2005.09）	—	53	4	7.5%	抗血小板薬併用は 11 例．INR 値と後出血に関して，2.5 未満で 0%，3 未満で 2.7%，3 以上で 18.8% と INR 値が上がると後出血も上昇
24	岡田 2004	福岡医学雑誌（0016-254X）95 巻 9 号 Page218-223（2004.09）	—	15	4	26.7%	継続群でのデータ
25	森本 2004	日本口腔科学会雑誌（0029-0297）53 巻 2 号 Page74-80（2004.03）	3 未満	40	2	5.0%	抗血小板薬の併用は 15 例．INR 値 2.0 未満では後出血なし
26	矢坂 2003	日本医事新報（0385-9215）4124 号 Page21-25（2003.05）	—	—	—	—	医師，歯科医師に対するアンケート調査
27	Hasegawa 2017	Oral Maxillofac Surg. 2017 Dec;21（4）:397-404.	3 未満	314	80	25.5%	抗血小板薬併用 85 例，臨床的意義のある出血は 19 例（6.1%）
28	Iwabuchi 2014	BMJ Open. 2014 Dec 15;4（12）: e005777.	3 未満	496	35	7.1%	抗血小板薬併用 122 例，臨床的意義のある出血は 18 例
29	Ohba S 2015	Odontology. 2015 May;103（2）:227-32.	3 未満	64 処置	17	26.6%	抗血小板薬併用 17 例（うち 6 処置で出血），出血の処置数はあるが，症例数不明
30	Morimoto 2011	J Oral Maxillofac Surg. 2011 Jun;69（6）:1550-6.	3 未満	254	15	5.9%	抗血小板薬併用 66 例（うち 6 例）
31	不採用	大阪大学歯学雑誌（0473-4629）56 巻 1 号 Page87-93（2011.10）	—	—	—	—	—

参　考　文　献

・スコットランド CPG 2015：The Scottish Dental Clinical Effectiveness Programme: Management of Dental Patients Taking Anticoagulants or Antiplatelet Drugs Dental Clinical Guidance. (http://www.sdcep.org.uk/wp-content/uploads/2015/09/SDCEP-Anticoagulants-Guidance.pdf), 2015

・日本有病者歯科医療学会・日本口腔外科学会・日本老年歯科医学会による科学的根拠に基づく抗血栓療法患者の抜歯に関するガイドライン 2015 年改訂版，東京：学術社；2015.

V. 附　録

1. システマティックレビューの作業概要および資料

1）システマティックレビュー（SR）の内容

SR1：抗血栓薬の服用患者において，休薬下の抜歯に比較して，継続下の抜歯が可能か？

　SR1.1.　単剤による抗血小板薬投与患者に対して，休薬下の抜歯に比較して，継続下の抜歯が可能か？

　　SR1.1.1.　抗血小板薬

　　SR1.1.2.　プラスグレルまたはチカグレロル

　SR1.2.　複数剤による抗血小板薬投与患者に対して，休薬下の抜歯に比較して，継続下の抜歯が可能か？

　　SR1.2.1.　抗血小板薬の複数剤

　　SR1.2.2.　抗血小板薬とプラスグレルまたはチカグレロルの複数剤

　　SR1.2.3.　プラスグレルまたはチカグレロルの複数剤（臨床で使われないと想定されるので，行わない）

　SR1.3.　他の抗血栓療法薬を併用している抗血小板薬投与患者（抗血小板薬が主）に対して，休薬下の抜歯に比較して，継続下の抜歯が可能か？（臨床的にSR2.3.と同じで，区別がつかないので同時に行う）

　SR1.4.　他剤（抗血栓に対して相互作用が考えられる薬剤）服用の抗血小板薬投与患者に対して，休薬下の抜歯に比較して，継続下の抜歯が可能か？（今回は，新薬に関係する論文もないことより総論のみとする）

SR2：抗凝固薬投与患者に対して，休薬下の抜歯に比較して，継続下の抜歯が可能か？

　SR2.1.　単剤による抗凝固薬投与患者に対して，休薬下の抜歯に比較して，継続下の抜歯が可能か？

　　SR2.1.1.　ワルファリン

　　SR2.1.2.　DOAC

　SR2.2.　複数剤による抗凝固薬投与患者に対して，休薬下の抜歯に比較して，継続下の抜歯が可能か？（臨床で使われないと想定されるので，行わない）

　　SR2.2.1.　ワルファリンの複数剤

　　SR2.2.2.　ワルファリンとDOACの複数剤

　　SR2.2.3.　DOACの複数剤

　SR2.3.　他の抗血栓療法薬を併用している抗凝固薬投与患者（抗凝固薬が主）に対して，休薬下の抜歯に比較して，継続下の抜歯が可能か？（臨床的にSR1.3.と同じで，区別がつかないので同時に行う）

　SR2.4.　他剤服用（抗血栓に対して相互作用が考えられる薬剤）の抗凝固薬投与患者に対して，休薬下の抜歯に比較して，継続下の抜歯が可能か？（今回は，新薬に関係する論文もないことより総論のみとする）

SR3：抗血栓療法患者の継続下の抜歯に対して，局所止血法を行わないのに比較して，行うことが有用か？

　SR3.1.　抗血栓療法患者の継続下の抜歯に対して，局所止血法を行わないのに比較して，行うことが有用か？

　SR3.2.　抗血栓療法患者の継続下の抜歯に対して，どのような局所止血法が有用か？

SR4：抗血栓療法患者が短期間休薬した場合，血栓・塞栓症の発生率が増えるか？

　SR4.1.　抗血小板薬投与患者が短期間休薬した場合，血栓・塞栓症の発生率が増えるか？

　SR4.2.　抗凝固薬投与患者が短期間休薬した場合，血栓・塞栓症の発生率が増えるか？

2） SR の検索と作業概要について

KQ1 のための検索の概要

SR1・SR2

　まず，既存の SR と診療ガイドライン（CPG）の検索のため，「歯科に関係する小手術」と「抗血栓療法」と「抗血栓療法を行う代表的疾患」のキーワードを利用し，PubMed を用いた Medline の検索を，2018 年 9 月 12 日に行った．その結果，77 件の論文が検索された．また別に判明していた SR［Lusk 2018］が，検索されなかったため，追加をした．この 78 件の論文を，抗血栓療法と歯科に関係する SR と

いう包括的な選択基準で，2 名（HY・KS）が独立してスクリーニングしたところ，19 論文が選択された［Lusk 2018, Bensi 2018, Engelen 2018, Ockerman 2018, Li 2018, Saez-Alcaide 2017, Shi 2017, Curto 2017edoxaban, Curto 2017dabigatran, de Vasconcellos 2017, Munoz-Corcuera 2016, Curto 2016apixaban, Yang 2016, Weltman 2015, Kammerer 2015, Zhao 2015, Madrid 2009, Nematullah 2009, Aframian 2007］．

参考文献（既存の 19 の SR）

- Lusk KA, Snoga JL, et al. Management of Direct-Acting Oral Anticoagulants Surrounding Dental Procedures With Low-to-Moderate Risk of Bleeding. J Pharm Pract. 2018; 31: 202-207.
- Bensi C, Belli S, et al. Postoperative bleeding risk of direct oral anticoagulants after oral surgery procedures: a systematic review and meta-analysis. Int J Oral Maxillofac. 2018; 47: 923-932.
- Engelen ET, Schutgens RE, et al. Antifibrinolytic therapy for preventing oral bleeding in people on anticoagulants undergoing minor oral surgery or dental extractions. Cochrane Database Syst. 2018; Rev 7: CD012293.
- Ockerman A, Miclotte I, et al. Local haemostatic measures after tooth removal in patients on antithrombotic therapy: a systematic review. Clinical Oral Investigations. 2018; doi: 10.1007/s00784-018-2576-x.
- Li L, Zhang W, et al. Dental management of patient with dual antiplatelet therapy: a meta-analysis. Clin Oral Investig. 2018; doi: 10.1007/s00784-018-2591-y.
- Saez-Alcaide L, Sola-Martin C, et al. Dental management in patients with antiplatelet therapy: A systematic review. J Clin Exp Dent. 2017; 9: e1044-e1050.
- Shi Q, Xu J, et al. Post-operative Bleeding Risk in Dental Surgery for Patients on Oral Anticoagulant Therapy: A Meta-analysis of Observational Studies. Front Pharmacol. 2017; 8: 58.
- Curto A, Curto D, et al. Managing patients taking edoxaban in dentistry. J Clin Exp Dent. 2017; 1: e308-e311.
- Curto A, Albaladejo, A et al. Dental management of patients taking novel oral anticoagulants (NOAs): Dabigatran. J Clin Exp Dent. 2017; 9: e289-e293.
- de Vasconcellos SJ, de Santana Santos T et al. Topical application of tranexamic acid in anticoagulated patients undergoing minor oral surgery: A systematic review and meta-analysis of randomized clinical trials. J Craniomaxillofac Surg. 2017; 45: 20-26.
- Munoz-Corcuera M, Ramirez-Martinez-Acitores, L, et al. Dabigatran: A new oral anticoagulant. Guidelines to follow in oral surgery procedures. A systematic review of the literature. Med Oral Pathol Oral Cir Bucal. 2016; 21: e679-e688.
- Curto A, Albaladejo A, et al. Implications of apixaban for dental treatments. J Clin Exp Dent. 2016; 8: e611-e614.
- Yang S, Shi Q, et al. Should oral anticoagulant therapy be continued during dental extraction? A meta-analysis. BMC Oral Health. 2016; 16: doi: 10.1186/s12903-016-0278-9.
- Weltman NJ, Al-Attar Y, et al. Management of Dental Extractions in Patients taking Warfarin as Anticoagulant Treatment: A Systematic Review. J Can Dent Assoc. 2015; 81: f20.
- Kammerer PW, Frerich B, et al. Oral surgery during therapy with anticoagulants-a systematic review. Clin Oral Investig. 2015; 19: 171-180.

- Zhao B, Wang P, et al. Should aspirin be stopped before tooth extraction? A meta-analysis. Oral Surg Oral Med Oral Pathol Oral Radiol. 2015; 119: 522-30.
- Madrid C, Sanz M. What influence do anticoagulants have on oral implant therapy? A systematic review. Clin Oral Implants Res. 2009; 20 Suppl 4: 96-106.
- Nematullah A, Alabousi A, et al. Dental surgery for patients on anticoagulant therapy with warfarin: a systematic review and meta-analysis. Tex Dent J. 2009; 126: 1183-1193.
- Aframian DJ, Lalla RV, et al. Management of dental patients taking common hemostasis-altering medications. Oral Surg Oral Med Oral Pathol Oral Radiol Endod. 2007; 103 Suppl: S45 e1-11.

次に委員会で19のSRのうち，採用論文が明確でないなど不備が多いもの，2015年以前のもの，採用されている論文がすべて2015年以前のもの［Yang 2016］を除外することを決定した．最終的に8つのSR［Lusk 2018, Bensi 2018, Engelen 2018, Ockerman 2018, Li 2018, Shi 2017, de Vasconcellos 2017, Munoz-Corcuera 2016］を利用することとなった．

既存のCPGで良いとされるものは，American College of Chest Physicians（ACCP）によるEvidence-Based Clinical Practice Guidelines［CHESTのCPG 2012］と，the Scottish Dental Clinical Effectiveness Programme（SDCEP）によるManagement of Dental Patients Taking Anticoagulants or Antiplatelet Drugs（以下SDCEP診療ガイドライン）［スコットランドCPG 2015］と，日本有病者歯科医療学会・日本口腔外科学会・日本老年歯科医学会による科学的根拠に基づく抗血栓療法患者の抜歯に関するガイドライン 2015年改訂版 ［2015年版］である．今回の検索では，新たに質の高い診療ガイドラインは存在しなかった．この中で最も参考となるのが，SDCEP診療ガイドラインであり，委員会にて検討し，CPGとして参考にするのは，これのみとした．

参考文献

- CHESTのCPG 2012: Douketis JD, Spyropoulos AC, et al. Perioperative management of antithrombotic therapy: Antithrombotic Therapy and Prevention of Thrombosis, 9th ed: American College of Chest Physicians Evidence-Based Clinical Practice Guidelines. 2012; Chest 141 (2 Suppl): e326S-e350S.
- スコットランドCPG 2015: The Scottish Dental Clinical Effectiveness Programme: Management of Dental Patients Taking Anticoagulants or Antiplatelet Drugs Dental Clinical Guidance. (http://www.sdcep.org.uk/wp-content/uploads/2015/09/SDCEP-Anticoagulants-Guidance.pdf), 2015

なお，既存のSRならびにCPGにない臨床疑問や，追加で最新の検索が必要な場合は，システマティックレビュー班によって適宜，新規にSRを行った．また，既存のSRの検討で，不適格な論文が採用されていることが判明した際は，それを除外し，新たに検討することで新規のSRとした．**以下に，各SRに対して検索の概略を示す．**

SR1.1.

単剤による抗血小板薬投与患者

SR1.1.1. 抗血小板薬

SDCEP診療ガイドライン［スコットランドCPG 2015］を利用した．実際には，付録61頁からのConsidered Judgement for Recommendations (Key question 2: Should antiplatelet medication be continued or interrupted for dental treatment?）に記載された内容を Evidence to Decision（EtD）テーブルの様式で利用した.

　なお既存の SR の検索以降で，抗血小板薬と抜歯を含む手術に関する SR が 2 つ報告された［Borges 2018］［Villanueva 2019］. 特に［Villanueva 2019］は口腔外科手術のみを対象とし，5 つのランダム化比較試験（RCT）を採用している. 5 つは単剤もしくは複数剤での研究

であったが，それぞれ血栓・塞栓症や生活の質に関する検討はなく，出血のイベントのみ検討された. なお口腔外科処置はさまざまで，止血法に関しては 2 論文のみが言及をしていた. 出血に関しては，エビデンスの確実性は低で，休薬の有無ではっきりした差はなかった（RR＝0.97 CI95%：0.41-2.34；p＝0.09；I^2＝51%）.

参考文献（SDCEP 診療ガイドラインを除く）

- Borges, 2018: Borges JMDM, de Carvalho FO, et al. Antiplatelet agents in perioperative noncardiac surgeries: to maintain or to suspend? Their Clin Risk Manag. 2018; 14: 1887-1895.

- Villanueva 2019: Villanueva J, Salazar J, et al. Antiplatelet therapy in patients undergoing oral surgery: A systematic review and meta-analysis. Med Oral Patol Oral Cir Bucal. 2019; 24: e103-e113.

SR1.1.2.　プラスグレルまたはチカグレロル

　プラスグレルまたはチカグレロルの SR は 1 つの SR［Saez-Alcaide 2017］が存在したが，質が低いため除外とし，新規に SR を行った. 付録の検索式を利用し，5 つの論文［Doganay 2018, Johnston 2016, Dézsi 2015, Bajkin 2015, Wynn 2012］が検索された. 2 件は narrative review［Johnston 2016, Wynn 2012］であった.［Bajkin 2015］は，抗血小板薬 2 剤併用療法の 43 例のうちプラスグレル内服が 2 例のみの検討のため除外とし，［Doganay 2018］と［Dézsi 2015］の 2 つの retrospective study を採用とした. しかし，いずれもプラス

グレルまたはチカグレロルの継続群と休薬群の比較でなく，薬剤間での比較のため，参考としての提示となった. なお，両研究とも後出血のアウトカムのみで，血栓・塞栓症に関するは検討は行われていない. 血栓・塞栓イベントに関しては，SR4.1. も参考とした.

　＊　なお，パネル会議での検討で［Dézsi 2015］は複数剤の検討のため，採用からは除外することとなった.

Doganay 2018 の概要

研究名（国）	研究デザイン	介　入	比　較	止血の方法	結果の要約
Doganay 2018 トルコ	retrospective study 2015.1-2017.2	抗血小板薬単剤もしくは抗血小板薬 2 剤併用療法継続下での，口腔外科手術あるいは抜歯術	＊4 群比較 ・アスピリン（123 例） ・クロピドグレル（22 例） ・チカグレロル（17 例） ・アスピリン＋クロピドグレル（60 例）	10 分間のガーゼ圧迫 ＊出血の定義 **Normal**：これで止血するもの **Mild**：30 分以内に止血するもの **Moderate**：30 分を超える圧迫と局所止血材や縫合を要したもの **Severe**：12 時間を超える出血か，入院・手術・輸血を要するもの	Table 2, 3　（群間での後出血に関し有意差なし，また sever の出血イベントはいずれの群にもなし）

Dézsi 2015 の概要

研究名 （国）	研究 デザイン	介　入	比　較	止血の方法	結果の要約
Dézsi 2015 ハンガ リー	retrospec- tive study	プラスグレル＋ア スピリン（66例） 継続下での抜歯術 【継続下の明記なし】	クロピドグレル＋ アスピリン（63 例） 継続下での抜歯術 【継続下の明記なし】	ガーゼ圧迫止血もしくは縫 合＋ガーゼ圧迫止血をラン ダムに各症例で行う ＊アウトカム：止血を5分 ごとに確認後，15分間 隔で評価してend pointとする	Table 1 （プラスグレル＋ アスピリンの方が 出血している時間 が長い） ＊局所麻酔薬のエ ピネフリン含有 の有無でのサブ グループあり

参考文献

- Doganay O, Atalay B, et al. Bleeding frequency of patients taking ticagrelor, aspirin, clopidogrel, and dual antiplatelet therapy after tooth extraction and minor oral surgery. J Am Dent Assoc. 2018; 149: 132-138.
- Johnston S: An evidence summary of the management of the care of patients taking novel oral antiplatelet drugs undergoing dental surgery. J Am Dent Assoc. 2016; 147: 271-277.
- Dézsi BB, Koritsánszky L, et al. Prasugrel Versus Clopidogrel: A Comparative Examination of Local Bleeding After Dental Extraction in Patients Receiving Dual Antiplatelet Therapy. J Oral Maxillofac Surg. 2015; 73: 1894-1900.
- Bajkin BV, Urosevic IM, et al. Dental extractions and risk of bleeding in patients taking single and dual antiplatelet treatment. Br J Oral Maxillofac Surg. 2015; 53: 39-43.
- Wynn RL: New antiplatelet and anticoagulant drugs. Gen Dent. 2012; 60: 8-11.

SR1.2.

複数剤による抗血小板薬投与患者

SR1.2.1.　抗血小板薬の複数剤

　SDCEP 診療ガイドライン［スコットランド CPG 2015］を利用した．実際には，付録61頁からの Considered Judgement for Recommendations（Key question 2: Should antiplatelet medication be continued or interrupted for dental treatment?）に記載された内容を Evidence to Decision（EtoD）テーブルの様式で利用した．なお，2019 年に報告された抗血小板薬と口腔外科手術に関する SR については，SR1.1.1. を参照．

SR1.2.2.　抗血小板薬とプラスグレルまたはチカグレロルの複数剤

　SR［Li 2018］を採用とした．2018 年の SR のため追加検索は行わなかった．この SR に採用されている論文で抗血小板薬とプラスグレルまたはチカグレロルの複数剤が検討されていたのは，［Bajkin 2015］のみであった．しかし SR1.1.2 で前述したように［Bajkin 2015］は，抗血小板薬2剤併用療法の48例にプラスグレル投与例が2例のみ含まれているものであった．なお SR［Li 2018］に採用されている［Sadhasivam 2016］は，論文内に薬剤名の記載がなかったため，メールによる著者確認を行ったが返答が得られなかった．この他，SR1.1.2. で採用された［Dézsi 2015］の retrospective study は，プラスグレルとアセチルサリチル酸，クロピドグレルとアセチルサリチル酸の抜歯後出血量を比較したものである．

　最終的に，抗血小板薬とプラスグレルまたはチカグレロルの複数剤に関し，休薬下の抜歯に比較して，継続下の抜歯が可能か？　との疑問

を検討するためのエビデンスは存在しなかった.

　＊　なお，パネル会議での検討で，SR1.2.2

にエビデンスが存在しなかったことから，SR1.2.1. と統合することとなった.

参考文献

- Bajkin 2015：既出
- Sadhasivam G Bhushan S, et al. Clinical Trial Evaluating the Risk of Thromboembolic Events During Dental Extractions. 2016; 15: 506–511.

SR1.3.
他の抗血栓療法薬を併用している抗血小板薬投与患者（抗血小板薬が主）

SR2.3.
他の抗血栓療法薬を併用している抗凝固薬投与患者（抗凝固薬が主）

付録の検索式を利用して検索した結果（2018 年 12 月 9 日），49 件が検索された．これを，SR 班で独立した 2 名でスクリーニングしたところ，［Bajkin 2012］の 1 論文のみが採用となった．また，血栓・塞栓イベントに関しては，SR4.1. も参考とした.

参考文献

- Bajkin BV, Bajkin IA, et al. The effects of combined oral anticoagulant-aspirin therapy in patients undergoing tooth extractions: a prospective study. J Am Dent Assoc. 2012; 143: 771–776.

Bajkin 2012 の概要　（アストカムは抜歯後出血のみ）

研究名 （国）	研究デザイン	介　入	比　較	止血の方法	結果の要約
Bajkin 2012 セルビア	prospective study （単施設） 2005.3–2011.3	経口抗凝固薬（OAT）と抗血小板薬併用の継続下で単純抜歯術	3群 ① OAT＋アスピリン ② OAT 単剤 ③アスピリン単剤 各群 71 人で，計 213 人	縫合なしで，コラーゲンスポンジを抜歯窩に応用し，30 分の圧迫止血 ＊後出血の定義（いずれかの状態） ・12 時間以上の継続 ・医師へ連絡する必要性 ・診療所に戻る必要性 ・救急外来の受診 ・軟組織の出血斑や巨大血腫の転帰 ・輸血の必要性	Table 3 後出血のイベント ①3 人（4.2%） ②2 人（2.8%） ③0 人（0.0%） （χ^2＝2.867 P＝0.238） 各群有意差なし

SR2.1.

単剤による抗凝固薬投与患者

SR2.1.1.　ワルファリン：

SDCEP 診療ガイドライン［スコットランド CPG 2015］を利用した．実際には，付録 54 頁からの Considered Judgement for Recommendations（Key question 1: Should warfarin or other vitamin K antagonists be continued or interrupted for dental treatment?）に記載された内容を Evidence to Decision（EtoD）テーブルの様式で利用した．

SR2.1.2.　DOAC

DOAC に関して 4 つの SR［Lusk 2018, Bensi 2018, Shi 2017, Munoz-Corcuera 2016］が存在したが，Munoz-Corcuera らの SR はナラティブレビューを集めており，SR として質が低いため除外し，残る 3 つを採用した．いずれも検索は十分と判断されたが，SR ごとに採用された論文が異なっていた．そこで，3 つの SR に採用されている 23 論文［Patel 2017, Zeevi 2017, Miclotte 2017, Abayon 2016, Clemm 2016, Febbo 2016, Gómez-Moreno G 2016-a, Gómez-Moreno G 2016-b, Hanken 2016, Mauprivez 2016, Miranda M.2016, Morimoto 2016, Bajkin 2015, Johnston 2015, Breik 2014, Broekema 2014, Romond 2013, Eichhorn 2012, Bacci 2011, Karsli 2011, Bacci 2010, Zanon 2003, Campbell 2000］か

ら，今回の SR に一致するものを選択し，新規 SR とした．まず，処置として抜歯が行われておらず，歯科インプラントのみの研究［Clemm 2016, Gómez-Moreno G 2016-a, Gómez-Moreno G 2016-b］と，DOAC が投与されていない研究［Febbo 2016, Bajkin 2015, Broekema 2014, Eichhorn 2012, Bacci 2011, Karsli 2011, Bacci 2010, Zanon 2003, Campbell 2000］を除外した．残りの 11 論文を SR 班で検討し，前向き試験である 2 論文［Miclotte 2017, Mauprivez 2016］を採用した．2 論文ではエドキサバンが検討されていなかった．そこで，エドキサバンに関しては［Douketis 2018］が，大規模臨床試験のデータを用いた retrospactive study であったが，これも採用とした．この［Douketis 2018］は Mesh がふられておらず，抄録にも歯科介入の用語が含まれていなかったため，検索にかからなかった．

さらに，2018 年に European Heart Rhythm Association より DOAC に関する実践ガイド［Steffel 2018］が出された．歯科処置に関しては，我々が採用した［Miclotte 2017, Mauprivez 2016］の他，retrospactive cohort study［Yagyuu 2017］と case series が引用されており，［Yagyuu 2017］を採用論文に追加した．なお，この歯科処置に関するセクションの概要は，これまで専門的な意見として DOAC の継続が勧められてきたが，これらは低いエビデンスの確実性によるもので，ほとん

Mauprivez　2016 の概要

研究名 （国）	研究デザイン	介　入	比　較	止血の方法	結果の要約
Mauprivez 2016 フランス	prospective observational study 2014.1-2015.12	DOAC 継続下での抜歯術 （PT-INR 2.0-3.0） 　　　　　　　31 例 アピキサバン　1 例 ダビガトラン　9 例 リバーロキサバン 　　　　　　　21 例 ＊抗血小板薬の併用は 　詳細不明	VKA 継続下での抜歯術 （PT-INR 2.0-3.0） 　　　20 例	ゼラチンスポンジの応用と縫合，10 分間の圧迫止血，6〜8 時間のアイスパックの応用，トラネキサム酸の含嗽 ＊術後出血の定義：20 分間の圧迫止血で対応できないもの	Table 3 抜歯後出血のイベント数に有意差はなかった．両群に，入院や輸血を要する症例はいなかった なお両群で，術後 30 日間での血栓・塞栓症の報告はなかった

Miclotte 2017 の概要

研究名（国）	研究デザイン	介　入	比　較	止血の方法	結果の要約
Miclotte 2017 ベルギー	prospective case-control study 2014.4-2015.3	DOAC 内服下での抜歯術 26 例 　アピキサバン　　3 例 　ダビガトラン　　5 例 　リバーロキサバン　18 例 ＊抗血小板薬の併用 2 例（適宜に朝の処方は skip，再開は処置 4 時間後より）	抗血栓薬を内服していない年齢や抜歯内容をあわせたグループ 26 例	縫合 ＊出血の定義： 軽微：患者で対応したもの 重度：入院したもの 中等度：上記以外	Table 2 術中の出血（スコア有）と術翌日の後出血に差はみられなかったが，術 7 日目の後出血は介入群が多かった ＊血栓・塞栓症に関する検討はなし

Yagyuu 2017 の概要

研究名（国）	研究デザイン	介　入	比　較	止血の方法	結果の要約
Yagyuu 2017 日本	retrospective cohort study 2013.4-2015.4	抗凝固薬内服継続下での単純抜歯 ＊抗血小板薬の併用症例あり	3 群 DOAC 群　　　　72 例 　アピキサバン　　31 例 　リバーロキサバン　24 例 　ダビガトラン　　14 例 　エドキサバン　　3 例 VKA（ワルファリン）　100 例 抗血栓薬 非内服群 1,024 例	統一しない ＊抜歯後出血の定義：圧迫止血で止血できず，何らかの対応を必要としたもの（抜歯後 30 分～7 日）	Table 1 抜歯後出血に関して，DOAC 群と VKA 群で差はなかった ＊血栓・塞栓症に関する検討はなし

Yoshikawa 2019 の概要

研究名（国）	研究デザイン	介　入	比　較	止血の方法	結果の要約
Yoshi-kawa in press 日本	prospective observational study 2011.7-2018.3	DOAC 継続下での抜歯術（DOAC 内服後 6～7 時間後に抜歯）　119 例 　アピキサバン　　39 例 　ダビガトラン　　32 例 　リバーロキサバン　31 例 　エドキサバン　　17 例 ＊抗血小板薬の併用症例あり	ワルファリン継続下での抜歯術　248 例 ＊抗血小板薬の併用症例あり	ゼラチンスポンジの応用と縫合を行い，圧迫止血を 1 時間以上． ＊抜歯後出血の定義：圧迫止血で止血できず，何らかの対応を必要としたもの	Table 3 抜歯後出血に関して，DOAC 群と VKA 群で差はなかった ＊血栓・塞栓症に関する検討はなし

Douketis 2018 の概要

研究名（国）	研究デザイン	介　入	比　較	止血の方法	結果の要約
Douketis 2018（ENGAGE AF-TIMI 48 のデータ利用：46 カ国が参加）	RCT のデータを用いた retrospective study【ワルファリン，高用量あるいは低用量エドキサバン】 ・血栓・塞栓症の高リスク症例や重篤な出血のリスクがある症例は除いている	消化管内視鏡，眼科手術等（歯科治療が 13～14% 含まれている）．参加患者数は 7,193 名	3 つのアーム（ワルファリン，高用量エドキサバン，低用量エドキサバン）内で，4-10 日の休薬と 3 日以内の休薬（休薬なし含む）にグループ化し，6 群比較	記載なし ＊43.3% が休薬し，ヘパリンブリッジは 4.8% のみで実施	血栓・塞栓症の発症，重篤な出血，それ以外の臨床上問題となる出血，死亡のいずれのアウトカムで有意差はなかった

どが医薬品情報に基づいた判断だったとする紹介文章に終始している．さらに委員会のメンバーから提出された印刷中の prospective ob-servational study［Yoshikawa 2019］も追加した．さらに SR4.2.の結果も追加した．

参考文献

- Patel JP, Woolcombe SA, et al. Managing direct oral anticoagulants in patients undergoing dentoalveolar surgery. Br Dent J. 2017; 222: 245-249.
- Zeevi I, Allon DM, et al. Four-year cross-sectional study of bleeding risk in dental patients on direct oral anticoagulants. Quintessence Int. 2017; 48: 503-509.
- Miclotte I, Vanhaverbeke M, et al. Pragmatic approach to manage new oral anticoagulants in patients undergoing dentalextractions: a prospective case-control study. Clin Oral Investig. 2017; 21: 2183-2188.
- Abayon M, Kolokythas A, et al. Dental management of patients on direct oral anticoagulants: Case series and literature review. Quintessence Int. 2016; 47: 687-696.
- Clemm R, Neukam FW, et al. Management of anticoagulated patients in implant therapy: a clinical comparative study. Clin Oral Implants Res. 2016; 27: 1274-1282.
- Febbo A, Cheng A, et al. Postoperative Bleeding Following Dental Extractions in Patients Anticoagulated With Warfarin. J Oral Maxillofac Surg. 2016; 74: 1518-1523.
- Gómez-Moreno G, Aguilar-Salvatierra A, et al. Dental implant surgery in patients in treatment with the anticoagulant oral rivaroxaban. Clin Oral Implants Res. 2016; 27: 730-733.
- Gómez-Moreno G, Fernandez-Cejas E, et al. Dental implant surgery in patients in treatment by dabigatran. Clin Oral Implants Res. 2018; 29: 644-648.
- Hanken H, Grobe A, et al. Postoperative bleeding risk for oral surgery under continued rivaroxaban anticoagulant therapy. Clin Oral Investig. 2016; 20: 1279-1282.
- Mauprivez C, Khonsari RH, et al. Management of dental extraction in patients undergoing anticoagulant oral direct treatment: a pilot study. Oral Surg Oral Med Oral Pathol Oral Radiol. 2016; 122: e146-e155.
- Miranda M, Martinez LS, et al. Differences between warfarin and new oral anticoagulants in dental clinical practice. Oral Implantol (Rome). 2016; 9: 151-156.
- Morimoto Y, Yokoe C, et al. Tooth extraction in patients taking nonvitamin K antagonist oral anticoagulants. J Dent Sci. 2016; 11: 59-64.
- Bajkin BV, Vujkov SB, et al. Risk factors for bleeding after oral surgery in patients who continued using oral anticoagulant therapy. J Am Dent Assoc. 2015; 146: 375-381.
- Johnston, S: A Study of the Management of Patients Taking Novel Oral Antiplatelet or Direct Oral Anticoagulant Medication Undergoing Dental Surgery in a Rural Setting. Dent J (Basel). 2015; 3: 102-110.
- Breik O, Cheng A, et al. Protocol in managing oral surgical patients taking dabigatran. Aust Dent J. 2014; 59: 296-301; quiz 401.
- Broekema FI, van Minnen B, et al. Risk of bleeding after dentoalveolar surgery in patients taking anticoagulants. Br J Oral Maxillofac Surg. 2014; 52: e15-e19.
- Romond KK, Miller CS, et al. Dental management considerations for a patient taking dabigatran etexilate: a case report. Oral Surg Oral Med Oral Pathol Oral Radiol. 2013; 116: e191-5.
- Eichhorn W, Burkert J, et al. Bleeding incidence after oral surgery with continued oral anticoagulation. Clinical Oral Investigations. 2011; 16: 1371-1376.
- Bacci C, Berengo M, et al. Safety of dental implant surgery in patients undergoing anticoagulation therapy: a prospective case-control study. Clin Oral Implants Res. 2011; 22: 151-156.
- Karsli ED, Erdogan O, et al. Comparison of the effects of warfarin and heparin on bleeding caused by dental extraction: a clinical study. J Oral Maxillofac Surg. 2011; 69: 2500-2507.
- Bacci C, Maglione M, et al. Management of dental extraction in patients undergoing anticoagulant treatment. Results from a large, multicentre, prospective, case-control study. Thromb Haemost. 2010; 104: 972-975.
- Zanon E, Martinelli F, et al. Safety of dental extraction among consecutive patients on oral anticoagulant treatment managed using

a specific dental management protocol. Blood Coagul Fibrinolysis. 2003; 14: 27-30.
- Campbell JH, Alvarado F, et al. Anticoagulation and minor oral surgery: should the anticoagulation regimenbe altered? J Oral Maxillofac Surg. 2000; 58: 131-135; discussion 135-136.
- Douketis JD, Murphy SA, et al. Peri-operative Adverse Outcomes in Patients with Atrial Fibrillation Taking Warfarin or Edoxaban: Analysis of the ENGAGE AF-TIMI 48 Trial. Thromb Haemost. 2018; 118: 1001-1008.
- Steffel J, Verhamme P, et al. The 2018 European Heart Rhythm Association Practical Guide on the use of non-vitamin K antagonist oral anticoagulants in patients with atrial fibrillation. Eur Heart J. 2018; 39: 1330-1393.
- Yagyuu T, Kawakami M, et al. Risks of postextraction bleeding after receiving direct oral anticoagulants or warfarin: a retrospective cohort study. BMJ Open. 2017; 7: e015952.
- Yoshikawa H, Yoshida M, et al. Safety of tooth extraction in patients receiving direct oral anticoagulant treatment versus warfarin: a prospective observation study. Int J Oral Maxillofac Surg. 2019; doi: 10.1016/j.ijom.2019.01.013.

SR2.3.

SR1.3. 参照

SR3

抗血栓療法患者の継続下の抜歯に対して，局所止血法を行わないのに比較して，行うことが有用か？（KQ 2）

SR3.1.

抗血栓療法患者の継続下の抜歯に対して，局所止血法を行わないのに比較して，行うことが有用か？

SR3.2.

抗血栓療法患者の継続下の抜歯に対して，どのような局所止血法が有用か？

　既存の SR のうち，KQ2 の局所止血材の有無や種類による SR は，抗血栓療法が 1 つ［Ockerman 2018］，抗凝固薬が 2 つ［Engelen 2018, de Vasconcellos 2017］であった．SR 班全員で検討した結果，15 の研究を採用している［Ockerman 2018］の SR を，そのまま利用することとした．この SR では 15 論文が様々な止血方法を検討していることもあり，メタ解析は行われていない．また，トラネキサム酸もしくはアミノカプロン酸の抜歯後の止血効果を，ワルファリン内服患者で検討した［Engelen 2018］も参考とした．

Ockerman　2018 で採用された 15 論文の概要

研究名（国）	研究デザイン【検討した止血法】	介　入	比　較	結果の要約	論文の結論（日本で用いられている方法か？など）
Al-Mubarak 2007 サウジアラビア	Randomized Controlled Trial【縫合】	ワルファリン服用患者の抜歯	①ワルファリン中止②ワルファリン継続③ワルファリン中止＋縫合④ワルファリン継続＋縫合	出血イベントに有意差なし	ワルファリン中止の有無，縫合の有無で差はなし
Bajkin 2014 セルビア	Randomized Controlled Trial【縫合，ゼラチンスポンジ】	ワルファリン服用患者の抜歯	①縫合＋ガーゼ圧迫②ゼラチンスポンジ＋ガーゼ圧迫③ガーゼ圧迫のみ	出血イベントに有意差なし	止血方法に差はなし．ほとんどガーゼ圧迫で止血は十分

Bajkin 2009 セルビア	Randomized Controlled Trial 【コラーゲンスポンジ】	ワルファリン服用患者の抜歯	①ワルファリン継続でコラーゲンスポンジ+ガーゼ圧迫 ②ワルファリン中止でヘパリンブリッジ+ガーゼ圧迫 ③ガーゼ圧迫のみ	出血イベントに有意差なし	ヘパリンブリッジの必要なし
Halfpenny 2001 UK	Randomized Controlled Trial 【フィブリン糊, 酸化セルロース】	ワルファリン服用患者の抜歯	①フィブリン糊+縫合 ②酸化セルロース+縫合	出血イベントに有意差なし	フィブリン糊と酸化セルロースの効果は同等
Blinder 1999 イスラエル	厳密にはRCTではない(順番に3群に振り分けている)【フィブリン糊, トラネキサム酸】	ワルファリン服用患者の抜歯	①ゼラチンスポンジ+縫合 ②ゼラチンスポンジ+縫合+トラネキサム酸洗口 ③フィブリン糊+ゼラチンスポンジ+縫合	出血イベントに有意差なし	ゼラチンスポンジ+縫合で止血は十分
Carter 2003 オーストラリア	Randomized Controlled Trial 【フィブリン糊, トラネキサム酸】	ワルファリン服用患者の抜歯	①トラネキサム酸洗浄+酸化セルロース+縫合+トラネキサム酸洗口 ②フィブリン糊+酸化セルロース+縫合	出血イベントに有意差なし	トラネキサム酸の方が低コストでお勧め（トラネキサム酸：日本では一般的ではない)
Borea 1993 イタリア	Randomized Controlled Trial 【トラネキサム酸】	ワルファリン服用患者の抜歯	①ワルファリン継続+トラネキサム酸洗浄+縫合+トラネキサム酸洗口 ②ワルファリン中止+縫合	出血イベントに有意差なし	トラネキサム酸使用すればワルファリン中止の必要なし（トラネキサム酸：日本では一般的ではない)
Sammartino 2012 イタリア	Randomized Controlled Trial 【トラネキサム酸】	抗血小板療法患者の抜歯	①抗血小板薬継続+トラネキサム酸含浸スポンジ+縫合 ②抗血小板薬中止+縫合	出血イベントに有意差なし	（トラネキサム酸：日本では一般的ではない)
Ramström 1993 スウェーデン	Randomized Controlled Trial 【トラネキサム酸, 縫合】	抗凝固療法患者の口腔外科手術	①トラネキサム酸洗浄+縫合+トラネキサム酸洗口 ②縫合のみ	トラネキサム酸使用で有意に出血イベント減少（P<0.01)	（トラネキサム酸：日本では一般的ではない)
Soares 2015 ブラジル	Split-mouth (RCT) 【トラネキサム酸, フィブリンスポンジ】	ワルファリン服用患者の抜歯	①縫合+トラネキサム酸ガーゼ圧迫 ②フィブリンスポンジ+縫合+ガーゼ圧迫 ③縫合+ガーゼ圧迫	出血イベントに有意差なし	縫合+ガーゼ圧迫で十分
Souto 1996 スペイン	Randomized Controlled Trial 【トラネキサム酸, 他】	抗凝固療法患者の抜歯	①ヘパリンブリッジ+経口EACA ②ヘパリンブリッジ+トラネキサム酸 ③ヘパリンブリッジ+EACA ④抗凝固継続+経口EACA ⑤抗凝固継続+TXA ⑥抗凝固継続+EACA	出血イベントに有意差なし	ヘパリンブリッジの有効性なし

Carter 2003 オーストラリア	Randomized Controlled Trial 【＊トラネキサム酸の使用法】	ワルファリン服用患者の抜歯	①トラネキサム酸で抜歯後2日洗口 ②トラネキサム酸で抜歯後5日洗口	出血イベントに有意差なし	トラネキサム酸2日と5日の効果は同等（トラネキサム酸：日本では一般的ではない）
Al-Belasy 2003 エジプト	Randomized Controlled Trial 【Histacryl接着剤，ゼラチンスポンジ】	ワルファリン服用患者の口腔外科小手術	① Histacryl 接着剤＋縫合 ②ゼラチンスポンジ＋縫合 ③ワルファリン非服用患者のゼラチンスポンジ＋縫合（ネガティブコントロール）	①は②に比較して有意に出血イベントが少なかった（P=0.016）	Histacryl 接着剤は有用（日本では用いられていない）
Scarano 2014 イタリア	Randomized Controlled Trial 【縫合，硫酸カルシウム】	ワルファリン服用患者の抜歯	①縫合のみ ②硫酸カルシウム	硫酸カルシウムの方が明らかに術後1日目の止血状態が良好（しかし，具体的データない）	（硫酸カルシウムは日本では一般的ではない）
Çakarer 2013 トルコ	Randomized Controlled Trial 【トルコの薬草剤】	ワルファリン服用患者の抜歯	① Ankaferd blood stopper ＋ガーゼ圧迫 ②ガーゼ圧迫のみ	出血イベントに有意差なし．しかし①の方が出血時間は明らかに減少	トルコの薬草剤（5種類の薬草を含有）で，トルコで伝統的に用いられている（日本では用いられていない）

参考文献［Ockerman　2018］での採用論文

- Al-Belasy FA, Amer MZ: Hemostatic effect of n-butyl-2-cyanoacrylate (histoacryl) glue in warfarin-treated patients undergoing oral surgery. J Oral Maxillofac Surg. 2003; 61: 1405-1409.
- Al-Mubarak S, Al-Ali N, et al. Evaluation of dental extractions, suturing and INR on post-operative bleeding of patients maintained on oral anticoagulant therapy. Br Dental J. 2007; 203: E15.
- Bajkin BV, Selakovic SD, et al. Comparison of efficacy of local hemostatic modalities in anti-coagulated patients undergoing tooth extractions. Vojnosanit Pregl. 2014; 71: 1097-1101.
- Bajkin BV, Popovic SL, et al. Randomized, prospective trial comparing bridging therapy using low-molecular-weight heparin with maintenance of oral anticoagulation during extraction of teeth. J Oral Maxillofac Surg. 2009; 67: 990-995.
- Blinder D, Manor Y, et al. Dental extractions in patients maintained on continued oral anti-coagulant: comparison of localhemostatic modalities. Oral Surg Oral Med Oral Pathol Oral Radiol Endod. 1999; 88: 137-140.
- Borea G, Montebugnoli L, et al. Tranexamic acid as a mouthwash in anticoagulant-treated patients undergoing oral surgery. An alternative method to discontinuing anticoagulant therapy. Oral Surg Oral Med Oral Pathol. 1993; 75: 29-31.
- Çakarer S, Eyüpoğlu E, et al. Evaluation of the hemostatic effects of Ankaferd blood stopper during dental extractions in patients on antithrombotic therapy. Clin Appl Thromb Hemost. 2013; 19: 96-99.
- Carter G, Goss A. Tranexamic acid mouth-wash--a prospective randomized study of a 2-day regimen vs 5-dayregimen to prevent postoperative bleeding in anticoagulated patients requiring dental extractions. Int J Oral Maxillofac Surg. 2003; 32: 504-507.
- Carter G, Goss A, et al. Tranexamic acid

mouthwash versus autologous fibrin glue in patients taking warfarin undergoingdental extractions: a randomized prospective clinical study. J Oral Maxillofac Surg. 2003; 61: 1432-1435.

- Halfpenny W, Fraser JS, et al. Comparison of 2 hemostatic agents for the prevention of postextraction hemorrhage in patients on anticoagulants. Oral Surg Oral Med Oral Pathol Oral Radiol Endod. 2001; 92: 257-259.
- Ramström G, Sindet-Pedersen S, et al. Prevention of postsurgical bleeding in oral surgery using tranexamic acid without dose modification of oral anticoagulants. J Oral Maxillofac Surg. 1993; 51: 1211-1216.
- Sammartino G, Marenzi G, et al. Local delivery of the hemostatic agent tranexamic acid in chronically anticoagulated patients. J Craniofac Surg. 2012; 23: e648-652.

- Scarano A, Sinjari B, et al. Hemostasis control in dental extractions in patients receiving oral anticoagulant therapy: an approach with calcium sulfate. J Craniofac Surg. 2014; 25: 843-846.
- Soares EC, Costa FW, et al. Postoperative hemostatic efficacy of gauze soaked in tranexamic acid, fibrin sponge, and drygauze compression following dental extractions in anticoagulated patients with cardiovasculardisease: a prospective, randomized study. Oral Maxillofac Surg. 2015; 19: 209-216.
- Souto JC, Oliver A, et al. Oral surgery in anticoagulated patients without reducing the dose of oral anticoagulant: a prospective randomized study. J Oral Maxillofac Surg. 1996; 54: 27-32.
- Engelen 2018: 既出

SR4
抗血栓療法患者が短期間休薬した場合，血栓・塞栓症の発生率が増えるか？

　SR4は当初，抜歯に関する検討予定であった．しかし既存のSRのアウトカムの多くで，血栓・塞栓症や死亡に関する検討がなかった．そのため血栓・塞栓症ならびに死亡のアウトカムに関しては，抜歯などの歯科的介入以外の小手術と周術期管理といった包括的な介入に対してのエビデンスを利用した．すなわち，手術操作を，血栓・塞栓症のリスクの少ない小手術（ペースメーカー植込み手術，皮膚科・眼科の手術など）として，より広く検索することとした．

　まず既存のSRとCPGの検索のため，付録の検索式を利用し，「抗血栓薬」，「薬剤の中止・周術期管理」，「血栓・塞栓イベント」（このSRに関しては，アウトカムも検索式に含めた）のキーワードを利用してPubMedを用いてMedlineの検索を，2018年9月19日に行なった．その結果，97件が得られた．2名（HY，KS）が独立してスクリーニングを行い，抗血小板薬に対して6論文［Columbo 2018，Lewis 2018，Isted 2018，Luni 2017，Goes 2017，Lewis 2008］，抗凝固薬に対して10論文［Shaw 2018，Gorla 2018，Isted 2018，Zhao 2017，Shahi 2016，Proietti 2015，Du 2014，Madrid 2009，Lewis 2008，Dunn 2003］を採用した（2論文が重複）．

参考文献（SR4で採用とした14の既存のSR）

- Columbo JA, Lambour AJ, et al. A Meta-analysis of the Impact of Aspirin, Clopidogrel, and Dual Antiplatelet Therapy on Bleeding Complications in Noncardiac Surgery. Ann Surg. 2018; 267: 1-10.
- Lewis SR, Pritchard MW, et al. Continuation versus discontinuation of antiplatelet therapy for bleeding and ischaemic events in adults undergoing non-cardiac surgery. Cochrane Database Syst. 2018; Rev 7: CD012584.
- Isted A, Cooper L, et al. Bleeding on the cutting edge: A systematic review of anticoagulant and antiplatelet continuation in minor cutaneous surgery. J Plast Reconstr Aesthet Surg. 2018; 71: 455-467.
- Luni FK, Riaz H, et al. Clinical outcomes associated with per-operative discontinuation of aspirin in patients with coronary artery dis-

ease: A systematic review and meta-analysis. Catheter Cardiovasc Interv. 2017; 89: 1168-1175.

- Goes R, Muskens IS, et al. Risk of aspirin continuation in spinal surgery: a systematic review and meta-analysis. Spine J. 2017; 17: 1939-1946.
- Lewis KG, Dufresne RG Jr. et al. A meta-analysis of complications attributed to anticoagulation among patients following cutaneous surgery. Dermatol Surg. 2008; 34 160-4; discussion 164-5.
- Shaw JR, Woodfine JD, et al. Perioperative interruption of direct oral anticoagulants in patients with atrial fibrillation: A systematic review and meta-analysis. Res Pract Thromb Haemost. 2018; 16: 282-290.
- Gorla R, Dentali F, et al. Perioperative Safety and Efficacy of Different Anticoagulation Strategies With Direct Oral Anticoagulants in Pulmonary Vein Isolation: A Meta-Analysis. JACC Clin Electrophysiol. 2018; 4: 794-806.
- Zhao Y, Yang Y, et al. New oral anticoagulants compared to warfarin for perioperative anticoagulation in patients undergoing atrial fibrillation catheter ablation: a meta-analysis of continuous or interrupted new oral anticoagulants during ablation compared to interrupted or continuous warfarin. J Interv Card Electrophysiol. 2017; 48: 267-282.
- Shahi V, Brinjikji W, et al. Safety of Uninterrupted Warfarin Therapy in Patients Undergoing Cardiovascular Endovascular Procedures: A Systematic Review and Meta-Analysis. Radiology. 2016; 278: 383-394.
- Proietti R, Porto I, et al. Risk of pocket hematoma in patients on chronic anticoagulation with warfarin undergoing electrophysiological device implantation:a comparison of different peri-operative management strategies. Eur Rev Med Pharmacol Sci. 2015; 19: 1461-1479.
- Du L, Zhang Y, et al. Perioperative anticoagulation management in patients on chronic oral anticoagulant therapy undergoing cardiac devices implantation: a meta-analysis. Pacing Clin Electrophysiol. 2014; 37: 1573-1586.
- Madrid 2009: 既出
- Dunn AS, Turpie AG: Perioperative management of patients receiving oral anticoagulants: a systematic review. Arch Intern Med. 2003; 63: 901-908.

SR4.1.

抗血小板薬投与患者

抗血小板薬に関する6論文の中で，RCTがあるSRは3つであった［Columbo 2018, Lewis 2018, Isted 2018］．採用されているRCTを検討したところ，コクランレビューの［Lewis 2018］に含まれず，他の2論文に含まれていたRCTは，今回の目的と異なった研究のため，除外と判断した．よって，LewisらのSRのみ採用とした［Lewis 2018］．このSRは，プラスグレルまたはチカグレロルも選択基準となっていたが，抜歯などの局所麻酔で行われた研究は除外されていた．SR班でさらに検討の結果，この［Lewis 2018］をそのまま利用することとした．

SR4.2.

抗凝固薬投与患者

抗凝固薬に関する10論文の中で，ワルファリンに関係するSRは7つ［Isted 2018, Shahi 2016, Proietti 2015, Du 2014, Madrid 2009, Lewis 2008, Dunn 2003］，DOACに関係するSRは3つ［Shaw 2018, Gorla 2018, Zhao 2017］であった．いずれも新しい論文で，検索も十分に行われていた（各SRで若干の選択基準の違いがあり，採用論文は異なっていた）ので，改めて検索を行うのでなく，これらSRで採用されているRCTを再度，本CPGの作成基準に従い，採用の可否を判断した．

ワルファリンについて（SR4.2.）：

関連するSR7論文中，5論文［Isted 2018, Shahi 2016, Proietti 2015, Du 2014, Madrid 2009］にRCTが採用されていた．これら

[Lewis 2018] の SoF 表（SUMMARY OF FINDINGS FOR THE MAIN COMPARISON）

- 抗血小板療法の継続と休薬による，成人の非心臓手術に伴う出血と虚血性イベントの発生に関する比較
  対　　　象：非心臓手術を受ける成人（腹部手術，泌尿器科・整形外科・婦人科手術を含む）
  セッティング：デンマーク，フランス，ドイツ，スウェーデン，アメリカの病院
  介　　　入：抗血小板薬（アスピリン，クロピドグレル，チクロピジン，他）の継続
  対　　　象：抗血小板薬の休薬あるいは，プラシーボ（偽薬）

アウトカム	予想される絶対効果 (95% CI)		相対効果 (95% CI)	参加者数 （研究数）	エビデンスの確実性 (GRADE)	コメント
	休薬でのリスク	継続でのリスク				
全死亡率 （6か月までの長期経過観察）	研究集団		RR 1.21 (0.34〜4.27)	659 （5研究）	⊕⊕ Low [1]	4つの研究で30日，1つの研究で90日までの長期経過が報告されていた．
	12/1,000	15/1,000 (4〜52)				
全死亡率 （30日間）	研究集団		RR 1.21 (0.34〜4.27)	616 （4研究）	⊕⊕ Low [1]	4つの研究で30日後の生存率が報告されていた．
	13/1,000	16/1,000 (4〜55)				
輸血が必要となった出血 （術中，術後）	研究集団		RR 1.37 (0.83〜2.26)	368 （4研究）	⊕ ⊕⊕ Moderate [2]	
	114/1,000	156/1,000 (94〜257)				
追加手術が必要となった出血 （術中，術後）	研究集団		RR 1.54 (0.31〜7.58)	368 （4研究）	⊕⊕ Low [1]	
	11/1,000	17/1,000 (3〜82)				
虚血性イベント： 末梢虚血，心筋梗塞，脳梗塞 （術後30日内）	研究集団		RR 0.67 (0.25〜1.77)	616 （4研究）	⊕⊕ Low [3]	2つの研究が各種重大な血栓イベントを報告し，1つの研究が心筋梗塞を1つの研究が心臓と脳血管イベントを報告していた．
	52/1,000	35/1,000 (13〜91)				

1:　効果に対する CI の値が大きく，イベントデータも少数の研究に限られたものだったため，不正確さでグレードを2つ下げた．
2:　イベントデータが少数の研究に限られたものだったため，不正確さでグレードを1つ下げた．
3:　イベントデータが少数の研究に限られたものだったため，不正確さでグレードを1つ下げた．また結果の目視により非一貫性でグレードを1つ下げた．

RCT［Di Biase 2014，Airaksinen 2013，Birnie 2013，Cheng 2011，Tolosana 2009，El-Jack 2006，Milic 2005，Al-Belasy 2003，Evans 2002，Lam 2001，Borea1993，Ramström 1993，Sindet-Pedersen 1989］は13であった．さらに，既存のCPGで最も作成方法が厳密と思われるCHESTのCPG［参考CHESTのCPG 2012］で採用されていた論文［Sacco 2007（CHESTのCPG2012当時は抄録）］を加えて14論文とした．14論文のうち，ワルファリン中断群でヘパリンブリッジングを行ってい

た5論文［Birnie 2013，Cheng 2011，Tolosana 2009，Milic 2005，Lam 2001］，止血方法の検証ための研究であった3論文［Al-Belasy 2003，Ramström 1993，Sindet-Pedersen 1989］，血管内に操作が及ぶといった血栓・塞栓リスクのある処置の2論文［Di Biase 2014，El-Jack 2006］を除いた4論文を検討し，最終的に血栓・塞栓症の発症をアウトカムとして研究されていた2論文［Airaksinen 2013，Sacco 2007］が採用された．

SR4.2.　ワルファリンに関するエビデンスプロファイルとフォレストプロット

研究数	研究デザイン	バイアスのリスク	非一貫性	非直接性	不精確	その他の検討	患者数		効果		エビデンスの確実性	重要性
							継続（介入）	休薬・減量（対照）	相対危険度（95% CI）	絶対差（95% CI）		
血栓塞栓症の発症（発症数）												
2	RCT	深刻でない	深刻でない	深刻	非常に深刻	なし	0/171 (0.00%)	1/173 (0.58%)	RD −0.01 (−0.02 to 0.01)	10 少ない /1,000 (20 少ない〜 10 多い)	⊕〇〇〇 非常に低	重大

Study or Subgroup	継続群 Events	Total	休薬・減量群 Events	Total	Weight	Risk Difference M-H, Random, 95% CI
Airaksinen 2013	0	106	1	107	56.9%	−0.01 [−0.03, 0.02]
Sacco 2007	0	65	0	66	43.1%	0.00 [−0.03, 0.03]
Total (95% CI)		171		173	100.0%	−0.01 [−0.02, 0.01]
Total events	0		1			

Heterogeneity. Tau² = 0.00; Chi² = 0.22, df = 1 (P = 0.64); I² = 0%
Test for overall effect: Z = 0.54 (P = 0.59)

Risk of Bias A B C D E F G

継続群　休薬・減量群

Risk of bias legend
(A) Random sequence generation (selection bias)
(B) Allocation concealment (selection bias)
(C) Blinding of participants and personnel (performance bias)
(D) Blinding of outcome assessment (detection bias)
(E) Incomplete outcome data (attrition bias)
(F) Selective reporting (reporting bias)
(G) Other bias

参考文献

- Di Biase L, Burkhardt JD, et al. Periprocedural stroke and bleeding complications in patients undergoing catheter ablation of atrial fibrillation with different anticoagulation management: results from the Role of Coumadin in Preventing Thromboembolism in Atrial Fibrillation (AF) Patients Undergoing Catheter Ablation (COMPARE) randomized trial. Circulation. 2014; 129: 2638–2644.
- Airaksinen KE, Korkeila P, et al. Safety of pacemaker and implantable cardioverter-defibrillator implantation during uninterrupted warfarin treatment--the FinPAC study. Int J Cardiol. 2013; 168: 3679–3682.
- Birnie DH, Healey JS, et al. Pacemaker or defibrillator surgery without interruption of anticoagulation. N Engl J Med. 2013; 368: 2084–2093.
- Cheng A, Nazarian S, et al. Continuation of warfarin during pacemaker or implantable cardioverter-defibrillator implantation: a randomized clinical trial. Heart Rhythm. 2011; 8: 536–540.
- Tolosana JM, Berne P, et al. Preparation for pacemaker or implantable cardiac defibrillator implants in patients with high risk of thrombo-embolic events: oral anticoagulation or bridging with intravenous heparin? A prospective randomized trial. Eur Heart J. 2009; 30: 1880–1884.
- Sacco R, Sacco M, et al. Oral surgery in patients on oral anticoagulant therapy: a randomized comparison of different intensity targets. Oral Surg Oral Med Oral Pathol Oral Radiol Endod. 2007; 104: e18–21.
- El-Jack SS, Ruygrok PN, et al. Effectiveness of manual pressure hemostasis following transfemoral coronary angiography in patients on therapeutic warfarin anticoagulation. Am J Cardiol. 2006; 97: 485–488.
- Milic D, Perisic Z, et al. Prevention of pocket related complications with fibrin sealant in patients undergoing pacemaker implantation who are receiving anticoagulant treatment. Europace. 2005; 7: 374–379.
- Al-Belasy 2003: 既出
- Evans IL, Sayers MS, et al. Can warfarin be continued during dental extraction? Results

of a randomized controlled trial. Br J Oral Maxillofac Surg. 2002; 40: 248-252.
- Lam J, Lim J, et al. Warfarin and cutaneous surgery: a preliminary prospective study. Br J Plast Surg. 2001; 54: 372-373.
- Borea 1993：既出

- Ramström 1993：既出
- Sindet-Pedersen S, Ramström G, et al. Hemostatic effect of tranexamic acid mouthwash in anticoagulant-treated patients undergoingoral surgery. N Engl J Med. 1989; 320: 840-843.

DOAC について（SR4.2.）：

　関連する SR の 3 論文の中に，RCT が 9 つ[Douketis 2018, Yamaji 2017, Calkins 2017, Kuwahara 2016, Cappato 2015, Garcia 2014, Sherwood 2014, Nin 2013, Healy 2012] 存在した．血管内に操作が及ぶといった血栓・塞栓リスクのある処置の研究を除いた 4 論文[Douketis 2018, Garcia 2014, Sherwood 2014, Healy 2012] を検討した．いずれも大規模な RCT 内の後ろ向きのデータであった．こ

の中で 2 論文[Douketis 2018, Garcia 2014]は，DOAC の休薬群と継続群に関するデータがあり，これの利用を検討した．
*　なお，パネル会議では，薬剤の継続か休薬に関してはランダム化でなく，患者間での血栓・塞栓症のリスクによって薬剤の継続か休薬が判断されたことが考慮され，この結果をそのまま利用することは困難とする意見が多く，採用論文はなしとなった．

Douketis 2018 の概要

研究名（国）	研究デザイン	介　入	比　較	結果の要約（血栓・塞栓症について）
Douketis 2018（ＥＮＧＡＧＥ AF-TIMI 48 のデータ利用：日本を含む 46 カ国が参加）	RCT のデータを用いた retrospective study・血栓・塞栓症の高リスク症例や重篤な出血のリスクがある症例は除いている	消化管内視鏡，眼科手術等（歯科治療が 13-14% 含まれている）参加患者数は 7,193 名	3 つのアーム（ワルファリン，高用量あるいは低用量エドキサバン）内で，4～10 日の休薬と 3 日以内の休薬（休薬なし含む）にグループ化し，6 群比較	Table 4 6 群内で，血栓・塞栓症の発症に関し，有意差はなかった

Garcia 2014 の概要

研究名（国）	研究デザイン	介　入	比　較	結果の要約（血栓・塞栓症について）
Garcia 2014（ARISTOTLE のデータ利用：日本を含む 39 カ国が参加）	RCT のデータを用いた retrospective study	消化管内視鏡などとともに，抜歯・口腔外科手術が 14.6% 含まれている（最も多い手術）参加患者数は 5,439 名	ワルファリン，アピキサバン内で，休薬と継続（当日の休薬含む）での比較 *臨床医の判断で薬剤が継続か休薬され，またヘンパリンブリッジが行われる	アピキサバンに関し，休薬による，血栓・塞栓症の発症に有意差はなかった．

参考文献

- Douketis 2018: 既出
- Yamaji H, Murakami T, et al. Safety and Efficacy of Underdosing Non-vitamin K Antagonist Oral Anticoagulants in Patients Undergoing Catheter Ablation for Atrial Fibrillation. J Cardiovasc Pharmacol. 2017; 69: 118-126.
- Calkins H, Willems S, et al. Uninterrupted Dabigatran versus Warfarin for Ablation in Atrial Fibrillation. N Engl J Med. 2017; 376: 1627-1636.
- Kuwahara T, Abe M, et al. Apixaban versus Warfarin for the Prevention of Periprocedural Cerebral Thromboembolism in Atrial Fibrillation Ablation: Multicenter Prospective Randomized Study. J Cardiovasc Electrophysiol. 2016; 27: 549-554.
- Cappato R, Marchlinski FE, et al. Uninterrupted rivaroxaban vs. uninterrupted vitamin K antagonists for catheter ablation in non-valvular atrial fibrillation. Eur Heart J. 2015; 36: 1805-1811.
- Garcia D, Alexander JH, et al. Management and clinical outcomes in patients treated with apixaban vs warfarin undergoing procedures. Blood. 2014; 124: 3692-3698.
- Sherwood MW, Douketis JD, et al. Outcomes of temporary interruption of rivaroxaban compared with warfarin in patients with non-valvular atrial fibrillation: results from the rivaroxaban once daily, oral, direct factor Xa inhibition compared with vitamin K antagonism for prevention of stroke and embolism trial in atrial fibrillation (ROCKET AF). Circulation. 2014; 129: 1850-1859.
- Nin T, Sairaku A, et al. A randomized controlled trial of dabigatran versus warfarin for periablation anticoagulation in patients undergoing ablation of atrial fibrillation. Pacing Clin Electrophysiol. 2013; 36: 172-179.
- Healey JS, Eikelboom J, et al. Periprocedural bleeding and thromboembolic events with dabigatran compared with warfarin: results from the Randomized Evaluation of Long-Term Anticoagulation Therapy (RE-LY) randomized trial. Circulation. 2012; 126: 343-348.

KQ1 と SR4 のための医中誌における検索の概要

　医中誌は，一括してすべての SR 用として検索を行った．下記，検索式を用いて，2018 年 12 月 11 日に医中誌での検索を行ったところ 31 論文が検索された．抗血小板薬ならびにワルファリンに関しては，SDCEP 診療ガイドライン［スコットランド CPG2015］をそのまま利用するため，それ以外の，プラスグレルまたはチカグレロルならびに DOAC に対しての臨床研究をスクリーニングしたが，存在しなかった．そこで，症例集積研究まで範囲を広げるも，DOAC に関する 1 論文のみであった［小橋 2017］．この小橋らの結論は，「今回 DOAC 服用患者 31 例（ダビガトラン 16 例・リバーロキサバン 7 例・アピキサバン 8 例）に対して，DOAC 継続および休薬にて抜歯を行ったが，内服継続群においては，術後重大な出血もな

く，休薬群においては，休薬中の脳心血管イベントの発症も認めなかった．」であった．

- 小橋　寛薫，石井　庄一郎，他：非ビタミン K 阻害経口抗凝固薬（NOAC）服用患者 31 例の抜歯経験．日口外誌．2017；63：490-496.

検索式：（（（（（（抗血栓療法／AL）or（（抗血栓剤／TH or 抗血栓剤／AL））or（（血小板凝集阻害剤／TH or 血小板凝集阻害剤／AL））or（（抗凝固剤／TH or 抗凝固剤／AL）））and（（（（抜歯／TH or 抜歯／AL））or（（小手術／TH or 小手術／AL））））and（PT=原著論文,会議録除く）））and（RD=メタアナリシス,ランダム化比較試験,準ランダム化比較試験,比較研究 and CK=ヒト）

2. 推奨文作成にあたってのその他資料

1）止血処置に関する日本での費用

- 止血処置に関しては（局所止血を応用した時），ゼラチンスポンジの薬価は小さなものでスポンゼル240.5円，ゼルフォーム185.4円，酸化セルロース（サージセル・アブソーバブル・ヘモ　スタット）はガーゼ型，綿状の小さなサイズの薬価で903円，1,532.9円である．止血床（保護床）の日本の社会保険歯科診療報酬点数は，装置自体で650〜1,500点である（平成30年度）．なお，トラネキサム酸の洗口やこれを染み込ませたガーゼの圧迫は，日本での保険適応はない．

- 抜歯後の止血処置に関しては（局所止血を応用しなかった時），日本の社会保険歯科診療報酬点数は，470点である．

2）患者の意向に関する参考資料

(1)　スコットランドCPG 2015での引用論文

　［Devereaux 2001］と［MacLea 2012］で，間接的なエビデンスとなるが，患者は歯科処置に付随する出血合併症を避けるより，血栓を避けることに重きを置くことが示唆されている．

参考文献

- Devereaux PJ, Anderson DR, et al. Differences between perspectives of physicians and patients on anticoagulation in patients with atrial fibrillation: observational study. BMJ. 2001; 323: 1218-1222.
- MacLean S, Mulla S, et al. Patient values and preferences in decision making for antithrombotic therapy: a systematic review: Antithrombotic Therapy and Prevention of Thrombosis, 9th ed: American College of Chest Physicians Evidence-Based Clinical Practice Guidelines. Chest. 2012; 141(2 Suppl): e1S-e23S.

(2)　国内での患者調査報告

　国内の抗血栓療法患者48名に対するアンケート調査では，ばらつきがみられている（休薬群で約70％が安心であった，非休薬群で約35％が安心であったと回答）．抗血栓療法患者43名の未発表データであるが，継続しても出血のリスクが変らず，中断すると血栓・塞栓イベントが増える可能性を解説後に行ったアンケート調査で，約79％が継続を希望した（日本有病者歯科医療学会調査）．

参考文献

- 楠　公孝，栗田　浩，他：抗凝固・抗血小板薬使用患者における抜歯に関する検討—当科における対応およびアンケートによる患者の意識調査—．信州医誌．2004; 52：181-186.

3. Medline（PubMed）の検索式

1）KQ1

#1

抗血栓療法中の患者（Patient）

"fibrinolytic agents" [Pharmacological Action] OR "fibrinolytic agents" [mh] OR "fibrinolytic agents" [tiab] OR "Antithrombotic therapy" [tiab] OR "anticoagulants" [Pharmacological Action] OR "anticoagulants" [mh] OR "anticoagulants" [tiab] OR "anticoagulation" [tiab] OR "Non-vitamin K" [tiab] OR "Vitamin K" [tiab] OR "Antiplatelet" [tiab] OR "Anti-platelet" [tiab] OR "platelet aggregation inhibitors" [Pharmacological Action] OR "platelet aggregation inhibitors" [mh] OR "platelet aggregation inhibitors" [tiab] OR DOAC [tiab]

#2

抗血栓療法を受けている疾患（Patient）

"stroke" [mh] OR "stroke" [tiab] OR "atrial fibrillation" [mh] OR "atrial fibrillation" [tiab] OR "venous thrombosis" [mh] OR "venous thrombosis" [tiab] OR DVT [tiab] OR "pulmonary embolism" [mh] OR "pulmonary embolism" [tiab] OR "coronary disease" [mh] OR "coronary disease" [tiab] OR "coronary heart disease" [tiab] OR "coronary artery disease" [tiab] OR "stents" [mh] OR "stents" [tiab] OR "renal dialysis" [mh] OR "dialysis" [tiab] OR "peripheral vascular diseases" [mh] OR "peripheral vascular diseases" [tiab] OR "peripheral arterial disease" [mh] OR "peripheral arterial disease" [tiab]

#3

個別薬剤名（Patient）

"Acetyl salicylic acid" [tiab] OR "aspirin" [mh] OR "aspirin" [tiab] OR "ticlopidine" [mh] OR "ticlopidine" [tiab] OR "clopidogrel" [Supplementary Concept] OR "clopidogrel" [tiab] OR "Ticagrelor" [Supplementary Concept] OR "Ticagrelor" [tiab] OR "prasugrel hydrochloride" [mh] OR "prasugrel" [tiab] OR "cilostazol" [Supplementary Concept] OR "cilostazol" [tiab] OR "sarpogrelate" [Supplementary Concept] OR "sarpogrelate" [tiab] OR "warfarin" [mh] OR "warfarin" [tiab] OR "dabigatran" [mh] OR "dabigatran" [tiab] OR "rivaroxaban" [mh] OR "rivaroxaban" [tiab] OR "apixaban" [Supplementary Concept] OR "apixaban" [tiab] OR "edoxaban" [Supplementary Concept] OR "edoxaban" [tiab] OR "heparin" [mh] OR "heparin" [tiab] OR "fondaparinux" [Supplementary Concept] OR "fondaparinux" [tiab] OR "argatroban" [Supplementary Concept] OR "argatroban" [tiab]

#4

抜歯（歯科の観血的処置・小手術）（Intervantion：本来，抜歯を受けている患者は，Patients に分類して，Intervantion は，「休薬する」となるが，検索式上，Intervantion とした）

"dental health services" [mh] OR "Dental Patients" [tiab] OR "surgery, oral" [mh] OR "oral surgery" [tiab] OR "oral surgical" [tiab] OR "tooth extraction" [mh] OR "dental extraction" [tiab] OR "tooth extraction" [tiab] OR "tooth removal" [tiab] OR ("molar, third" [mh] AND removal [tiab]) OR "apicoectomy" [mh] OR "apicoectomy" [tiab] OR "Dento-alveolar surgery" [tiab] OR (("mucoperiosteal" [tiab] OR "gingival" [tiab] OR "Periodontal" [tiab]) AND ("flaps" [tiab] OR "graft" [tiab])) OR "periodontal debridement" [mh] OR "Periodontal surgery" [tiab] OR "crown lengthening" [mh] OR "guided tissue regeneration" [mh] OR "Guided Tissue Regeneration" [tiab] OR "dental implants" [mh] OR ("dental" [tiab] AND "implants" [tiab]) OR "dental implants" [tiab] OR (("tooth" [mh] OR "tooth" [tiab]) AND scaling[tiab]) OR "Root surface instrumentation" [tiab] OR ("Perioperative Management" [tiab] AND "Dental Care" [mh])

#5
既存の SR・既存の診療ガイドライン

("Meta-Analysis" [PT] or "meta-analysis" [TIAB]) OR ("Cochrane Database Syst Rev" [TA] or "systematic review" [TIAB]) OR ("Practice Guideline" [PT] or "Practice Guidelines as Topic" [MH] or (guideline* [TIAB] not medline [SB]))

2) SR1.1.2.

#4：抜歯（歯科の観血的処置・小手術）AND ("Ticagrelor" [Supplementary Concept] OR "Ticagrelor" [tiab] OR "prasugrel hydrochlo-

#6
ランダム化比較試験

(randomized controlled trial [pt] OR controlled clinical trial [pt] OR randomized [tiab] OR placebo [tiab] OR clinical trials as topic [mesh: noexp] OR randomly [tiab] OR trial [ti]) NOT (animals [mh] NOT humans [mh])

研究デザインなし
((#1 OR #2 OR #3) AND #4)　　　1,575 件
既存の SR・既存の診療ガイドライン
((#1 OR #2 OR #3) AND #4) AND #5
　　　　　　　　　　　　　　77 件
ランダム化比較試験
((#1 OR #2 OR #3) AND #4) AND #6
　　　　　　　　　　　　　269 件

ride" [mh] OR "prasugrel" [tiab])

2018.12.9.検索：5 件

3) SR1.3. (SR2.3.)

#1
抗血栓療法中の患者（Patient）

"fibrinolytic agents" [Pharmacological Action] OR "fibrinolytic agents" [mh] OR "fibrinolytic agents" [tiab] OR "Antithrombotic therapy" [tiab] OR "anticoagulants" [Pharmacological Action] OR "anticoagulants" [mh] OR "anticoagulants" [tiab] OR "anticoagulation" [tiab] OR "Non-vitamin K" [tiab] OR "Vitamin K" [tiab] OR "Antiplatelet" [tiab] OR "Anti-platelet" [tiab] OR "platelet aggregation inhibitors" [Pharmacological Action] OR "platelet aggregation inhibitors" [mh] OR "platelet aggregation inhibitors"

[tiab] OR DOAC [tiab]

#2
個別薬剤名（Patient）

"Acetyl salicylic acid" [tiab] OR "aspirin" [mh] OR "aspirin" [tiab] OR "ticlopidine" [mh] OR "ticlopidine" [tiab] OR "clopidogrel" [Supplementary Concept] OR "clopidogrel" [tiab] OR "Ticagrelor" [Supplementary Concept] OR "Ticagrelor" [tiab] OR "prasugrel hydrochloride" [mh] OR "prasugrel" [tiab] OR "cilostazol" [Supplementary Concept] OR "cilostazol" [tiab] OR "sarpogrelate" [Supplementary Concept] OR "sarpogrelate" [tiab] OR "warfarin" [mh] OR "warfarin" [tiab] OR "dabigatran" [mh] OR "dabigatran" [tiab] OR "rivaroxaban" [mh] OR "rivaroxaban" [tiab] OR "apixaban" [Supplementary Concept] OR "apixaban" [tiab] OR "edoxaban" [Supplementary Concept] OR "edoxaban" [tiab] OR "heparin" [mh] OR "heparin" [tiab] OR "fondaparinux" [Supplementary Concept] OR "fondaparinux" [tiab] OR "argatroban" [Supplementary Concept] OR "argatroban" [tiab]

#3

抜歯（歯科の観血的処置・小手術）（Intervantion：本来，抜歯を受けている患者は，Patients に分類して，Intervantion は，「休薬する」となるが，検索式上，Intervantion とした）

"dental health services" [mh] OR "Dental Patients" [tiab] OR "surgery, oral" [mh] OR "oral surgery" [tiab] OR "oral surgical" [tiab] OR "tooth extraction" [mh] OR "dental extraction" [tiab] OR "tooth extraction" [tiab] OR "tooth removal" [tiab] OR ("molar, third" [mh] AND removal [tiab]) OR "apicoectomy" [mh] OR "apicoectomy" [tiab] OR "Dento-alveolar surgery" [tiab] OR (("mucoperiosteal" [tiab] OR "gingival" [tiab] OR "Periodontal" [tiab]) AND ("flaps" [tiab] OR "graft" [tiab])) OR "periodontal debridement" [mh] OR "Periodontal surgery" [tiab] OR "crown lengthening" [mh] OR "guided tissue regeneration" [mh] OR "Guided Tissue Regeneration" [tiab] OR "dental implants" [mh] OR ("dental" [tiab] AND "implants" [tiab]) OR "dental implants" [tiab] OR (("tooth" [mh] OR "tooth" [tiab]) AND scaling [tiab]) OR "Root surface instrumentation" [tiab] OR ("Perioperative Management" [tiab] AND "Dental Care" [mh])

#4

コンビネーション

("anticoagulant-aspirin" [tiab] OR "Aspirin-Oral Anticoagulant" [tiab]) OR (plus [tiab] OR combined [tiab] OR combination [tiab] OR combining [tiab] OR concomitant [tiab] OR concurrent [tiab])

#5

ランダム化比較試験

(randomized controlled trial [pt] OR controlled clinical trial [pt] OR randomized [tiab] OR placebo [tiab] OR clinical trials as topic [mesh: noexp] OR randomly [tiab] OR trial [ti]) NOT (animals [mh] NOT humans [mh])

(#1 OR #2) AND #3 AND #4 AND #5：2018.12.9. 検索：49 件

4）SR4

#1

抗血栓療法中の患者（Patient）

("fibrinolytic agents" [Pharmacological Action] OR "fibrinolytic agents" [mh] OR "fibrinolytic agents" [tiab] OR "Antithrombotic therapy" [tiab] OR "anticoagulants" [Pharmacological Action] OR "anticoagulants" [mh] OR "anticoagulants" [tiab] OR "anticoagulation" [tiab] OR "Non-vitamin K" [tiab] OR "Vitamin K" [tiab] OR "Antiplatelet" [tiab] OR "Anti-platelet" [tiab] OR "platelet aggregation inhibitors" [Pharmacological Action] OR "platelet aggregation inhibitors" [mh] OR "platelet aggregation inhibitors" [tiab] OR DOAC [tiab])

#2

休薬または周術期（Intervantion）

(discontinuation [tiab] OR interruption [tiab] OR disruption [tiab] OR stop [tiab] OR cessation [tiab] OR "suspensions" [MeSH Terms] OR "suspensions" [tiab] OR "suspension" [tiab] OR per-operative [tiab] OR perioperative [tiab] OR "surgical management" [tiab])

#3

抗血栓・塞栓イベント（Outcome）
（アウトカムも含めて検索する）

("thrombosis" [mh] OR "thrombosis" [tiab] OR thromboembolic [tiab] OR restenosis [tiab] OR "MI" [tiab] OR "myocardial infarction" [mh] OR "myocardial infarctions" [tiab] OR "stroke" [mh] OR "stroke" [tiab]) NOT ("bridging" [ti] OR "stent "[ti] OR "stents "[ti] OR "thromboprophylaxis" [ti] OR "prevention" [ti])

#4

研究デザイン

("Meta-Analysis" [PT] or "meta-analysis" [TI] OR "Cochrane Database Syst Rev" [TA] or "systematic review" [TI])

#1 AND #2 AND #3 AND #4: 2018.12.9. 検索：97 件

SR5 の追加検索式
PubMed

"dental health services" [mh] OR "Dental Patients" [tiab] OR "surgery, oral" [mh] OR "oral surgery" [tiab] OR "oral surgical" [tiab] OR "tooth extraction" [mh] OR "dental extraction" [tiab] OR "tooth extraction" [tiab] OR "tooth removal" [tiab] OR ("molar, third" [mh] AND removal [tiab]) OR "apicoectomy" [mh] OR "apicoectomy" [tiab]

OR "Dento-alveolar surgery" [tiab] OR (("mucoperiosteal" [tiab] OR "gingival" [tiab] OR "Periodontal" [tiab]) AND ("flaps" [tiab] OR "graft" [tiab])) OR "periodontal debridement" [mh] OR "Periodontal surgery" [tiab] OR "crown lengthening" [mh] OR "guided tissue regeneration" [mh] OR "Guided Tissue Regeneration" [tiab] OR "dental implants" [mh] OR ("dental" [tiab] AND "implants" [tiab]) OR "dental implants" [tiab] OR (("tooth" [mh] OR "tooth" [tiab]) AND scaling [tiab]) OR "Root surface instrumentation" [tiab] OR ("Perioperative Management" [tiab] AND "Dental Care" [mh])

AND

"international normalized ratio" [MeSH Terms] OR "international normalized ratio" [tiab] OR "inr" [tiab] OR PT-INR [tiab]

AND

"japan" [MeSH Terms] OR "japan" [All Fields]

で 14 件

ハンドリサーチ（YH）で 5 件

医中誌 2019 年 3 月 18 日
#1 （抜歯/TH or 抜歯/AL） 20,380
#2 （国際標準化比/TH or INR/AL） 5,564
#3 　PT-INR/AL 897
#4 　#1 and （#2 or #3） 118
　（#1 and （#2 or #3）） and
　　　　　　　　　（PT= 会議録除く） 96
　（#1 and （#2 or #3）） and
　　　　　　　　　（PT= 原著論文） 53

で 53 論文.

4. SR の投票結果（投票は 7 名，もしくは 8 名で行われている）

【"行うと" は介入のことを指し，抗血栓薬の　　　　　行うこと】
類に関しては継続のこと，止血処置に関しては

SRまたはKQ	行わないことを強く推奨する	行わないことを弱く推奨する	行わないこと・行うことのいずれかについての条件付きの推奨	行うことを弱く推奨する	行うことを強く推奨する	本SRによって推奨を作成しない
SR1.1.1.				6	2	
SR1.1.2.		1		6		
SR1.2.1.				7		
SR2.1.1.				7		
SR2.1.2.				7		
SR1.3. (SR2.3.)			1			6
SR3				1	6	

5. 外部評価（AGREE Ⅱ を使用）結果

領域		評価項目	評価中央値（最低1～最高7）	評価平均値（最低1～最高7）	コメント1	コメント2	コメント3
領域 1. 対象と目的	1	ガイドライン全体の目的が具体的に記載されている	7	6.8			
	2	ガイドラインが取り扱う健康上の問題が具体的に記載されている	7	6.8	評価者は医療の専門家ではないが，血栓・塞栓の可能性 vs 出血（止血の困難性）といった比較的わかりやすい対立軸に則って，具体的な記載がなされていた		
	3	ガイドラインの運用が想定される対象集団（患者，一般市民など）が具体的に記載されている	6	6.2	通常抜歯を原則対象にしていることを分かりやすく記載した方が良い	ガイドライン適用対象者は具体的である	

領域2. 利害関係者の参加	4	ガイドライン作成グループには, 関係する全ての専門家グループの代表者が加わっている	5.5	5.5	循環器内科医が執筆に加わった方が良かった	各メンバーの氏名・所属が明確にされていたので, そこからある程度の役割は理解できるものの, 専門分野名とグループ内でのメンバーの役割に関する記載があればなお良かった	血液凝固系専門医, 薬物動態, 薬学系専門委員がいると良かったのでは
	5	対象集団（患者, 一般市民など）の価値観や希望が調べられた	4	4.0	対象集団の記載が見あたらなかった	患者や一般市民などの価値観や希望についての記載が明確とはいえないが, 本ガイドラインで取り扱っているのが血栓・塞栓の可能性 vs 出血（止血の困難性）といった比較的分かりやすい対立軸であるため, 現状の記載内容でも仕方ないと考える	文献からのエビデンスは確認できたものの, 歯科治療に関するものが不足していたように思われる。また, 患者の意向が推奨に対してどのように影響したか具体的ではなかった
	6	ガイドラインの利用者が明確に定義されている	7	7.0	明確である		
領域3. 作成の厳密さ	7	エビデンスを検索するために系統的な方法が用いられている	6	6.2	検索対象期間の記載が不足	項目の内容はガイドライン内で若干見つけにくかった	検索したデータベースや検索語が記載されており, 利用者が再現することができる
	8	エビデンスの選択基準が明確に記載されている	6	5.8	必ずしもエビデンスの選択基準は明確ではなかったが, そもそも本ガイドラインも触れているようにエビデンスがなしか少ないため止むを得ないとも思われる	SR の選択基準については記載されていたが, それ以外のエビデンスの選択基準は確認できなかった	
	9	エビデンス総体（body of evidence）の強固さと限界が明確に記載されている	6	6.0	エビデンスが非常に少なく限界がある	利用し得るエビデンスが少なく, ガイドライン作成にあたり苦労したと思われるが, その点をありのままに評価し, エビデンス総体の限界を明確にしている	エビデンス総体の強固さはエビデンスレベルとして記載されており, 限界も記載されている

	10	推奨を作成する方法が明確に記載されている	6	6.0	推奨作成過程について文章および投票結果について記載があったがそれぞれ別々に記載されており，見つけにくかった．投票結果についてSR4の記載がなかった	GRADEアプローチ＋委員会の見解が加えられていることが，少しエビデンスの中での質を高めている	GRADEアプローチによる推奨とその根拠が別の章立てでわかりやすく記載されていた
	11	推奨の作成にあたって，健康上の利益，副作用，リスクが考慮されている	6	6.0	利用し得るエビデンスが少ない中で，健康上の利益，リスクが考慮されている		
	12	推奨とそれを支持するエビデンスとの対応関係が明確である	6	6.0	若干曖昧な箇所がある	解説の中に記載されている	
	13	ガイドラインの公表に先立って，専門家による外部評価がなされている	6.5	6.0	患者代表が必要では	医師・歯科医師・法律家と複数の分野から外部評価委員を選出している．外部評価委員の所属から推測はできるが，外部評価の目的・意図が具体的に示されること，患者・一般の代表について含まれればなお良かった	
	14	ガイドラインの改訂手続きが示されている	6.5	6.3	今後もガイドラインの改訂を進めていくとの記載はあったが，その期間や手続きについての記載はなかった		
領域4. 提示の明確さ	15	推奨が具体的であり，曖昧でない	5	5.4	弱く推奨するという表現がやや曖昧に感じられた	エビデンスが少ないためやむを得ない	各推奨については具体的ではあるが，SR3の「局所止血法を行わないのに比較して，行うことが有用か」という疑問については，術後出血がある場合に止血を行うことは当たり前のように思えた

	16	患者の状態や健康上の問題に応じて，異なる選択肢が明確に示されている	6	5.6	本ガイドラインの対象範囲は「抗血栓療法患者の抜歯」と具体的な場面が想定されており，そもそもさまざまな選択肢を考慮するべき必要はない		
	17	重要な推奨が容易に見つけられる	6	6.4	若干重要な「推奨」が見つけにくかった印象がある	KQと各SRとの関係やフローチャートについての説明もあったが，診療ガイドラインとしては重要な推奨が容易に見つけられるように一覧性同視認性を高める必要があり，本ガイドラインではこれらの改善の余地があるように感じた	
領域5.適用可能性	18	ガイドラインの適用にあたっての促進要因と阻害要因が記載されている	5	5.0	記載が限定的に感じる	促進要因と阻害要因については本ガイドラインの中で触れているところがある	各記載の中において促進要因と阻害要因を読み取れるところもあったが，ガイドラインの普及・導入につき纏まった記載が確認できなかった
	19	どのように推奨を適用するかについての助言・ツールを提供している	4	5.0	ツールは見あたらず	ガイドライン外で助言・ツールの提供を予定しているのか，明確ではなかった	本ガイドライン統括委員会の見解を示すなど本ガイドラインの効果的な使用に必要な記載があり，参考文献も充実している
	20	推奨の適用に対する，潜在的な資源の影響が考慮されている	5	5.3	潜在的な資源の影響の意味が分からなかったため評価せず	記載は限定的．薬剤のコストは検討されていない	止血処置につきコストに関する説明があったが，PT-INRの測定器の価格，医師に依頼する場合の方法，これらに要する労務的・時間的コスト，これに対する診療報酬の有無等について言及しても良かったと思われる

	21	ガイドラインにモニタリングや監査のための基準が示されている	4	5.2	記載なし	ガイドラインを拝読する限り，モニタリングや監査のための基準が読み取ることができず，現時点では暫定的な評価しかできなかった	各記載の中において監査やモニタリングを読み取れるところもあったが，これらにつき明確な記載は確認できなかった
領域6. 編集の独立性	22	資金提供者の見解が，ガイドラインの内容に影響していない	7	6.8	資金提供者が本ガイドラインの内容に影響を与えていないことを明記すべきと考える		
	23	ガイドライン作成グループメンバーの利益相反が記録され，適切な対応がなされている	7	7.0	メンバー全員からCOI自己申告書を徴求しているものと考えられるので，問題はない		
ガイドライン全体の評価	1	このガイドラインの全体の質を評価する	5.5	5.5	総論は歯科向けにもう少し特化した方が良い	全体としては各エビデンスを正確に評価し，その根拠・限界についてきちんと説明がされていた 利用し得るエビデンスが少なく，ガイドライン作成にあたり苦労したと思われるが，「各論」における結論（赤枠）とGRADEアプローチによる推奨（枠）との関係性が明確でないこと，「各論」の章とGRADEシステムによる推奨とその根拠の章が並立しているため両者の関係性が明確ではなく，そのために，診療ガイドラインとしての視認性・一覧性について損なわれているように感じた．視認性・一覧性について改善できればなお良かった	限られたエビデンスの中で，最大限本来の目的に合うガイドラインに仕上がっている

	2	このガイド ラインの使 用を推奨す る	推奨する	3名			
			推奨する （条件付 き）	1名			
			推奨しな い	0名			
			未記載	1名			

抗血栓療法患者の抜歯に関するガイドライン

2020 年版

編　集　者／一般社団法人 日本有病者歯科医療学会 ©
　　　　　　公益社団法人 日 本 口 腔 外 科 学 会
　　　　　　一般社団法人 日 本 老 年 歯 科 医 学 会

定　　　価／本体価格 3,000 円 + 税

発　　　行／2020 年 11 月 15 日　第 1 版第 1 刷

発　行　者／近　藤　重　則

発　行　所／株式会社 学 術 社
　　〒 115-0055　東京都北区赤羽西 6 - 31 - 5
　　　　　　T E L：03 - 5924 - 1233 (代表)
　　　　　　F A X：03 - 5924 - 4388
　　　　　　E-mail : gak-kond@zd5.so-net.ne.jp
　　　ISBN978-4-908730-03-0　C3047　￥3000E